U0333263

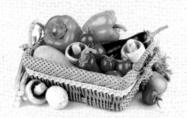

养生堂食谱

最适合 中国人体质的 NUTRITION DIETARY GUIDELINES

营养膳食指南

彭玉清 著

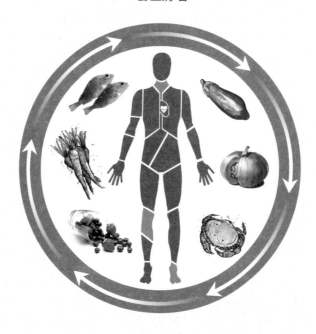

浙江出版联合集团
浙江科学技术出版社

图书在版编目（CIP）数据

最适合中国人体质的营养膳食指南/彭玉清著．—杭州：浙江科学技术出版社，2015.7

ISBN 978-7-5341-6592-4

Ⅰ.①最…　Ⅱ.①彭…　Ⅲ.①合理营养-指南　Ⅳ.①R151.4-62

中国版本图书馆CIP数据核字（2015）第078576号

最适合中国人体质的营养膳食指南

>>> 彭玉清 著

责任编辑：王巧玲		特约编辑：冷寒风	
责任校对：张　特		特约美编：王道琴	
责任美编：金　晖		封面设计：罗　雷	
责任印务：徐忠雷		版式设计：桃　子	

出版发行　浙江科学技术出版社
地　　址　杭州市体育场路347号
邮政编码　310006
联系电话　0571-85058048
制　　作　日京图书（www.RZbook.com）
印　　刷　北京艺堂印刷有限公司
经　　销　全国各地新华书店
开　　本　710×1000　1/16
字　　数　300千字
印　　张　12
版　　次　2015年7月第1版
印　　次　2015年7月第1次印刷
书　　号　ISBN 978-7-5341-6592-4
定　　价　32.80元

前 言

　　膳食滋补是中华饮食的精髓，即运用天然食物的滋补养生功效，参考"四季有别"的节气特征和九型体质的特点，运用健康的烹调技法、食物搭配方式，达到风味鲜明、五味调和、滋养补身的目的。

　　中国饮食文化讲究"以吃作补"和"以食为疗"，将日常饮食与养生、滋补、疗病相结合，形成了最适合中国人体质的膳食指南。

　　本书选择日常百姓餐桌常用的炒、炖、蒸、焖、煨、生拌等烹饪方式，保持食物的天然营养和滋味，促进人体对营养的吸收，起到养生滋补的作用。此外本书还加入了药膳文化，延续自古以来"药膳同功"的传统，利用食物原料的药用价值，做成各种美味佳肴，或者在烹饪过程中加入适量滋补疗养的药材，达到防治某些疾病的目的。

　　"人以食为天，健以食为先"，本书沿承了中国古老的饮食智慧，顺应天然食物与人体之间的配合补养关系，用与现代人口味及健康滋补相协调的健康食物来防治各类常见疾病，教百姓该吃些什么，怎么吃才会更健康、更放心，对大家日常生活的养生保健起到引导的作用。

　　最后，希望这本书能给大家的饮食健康带来更大帮助！

彭玉清

目录
Contents

第三章

万药皆有三分毒，健康营养用食补

第四章

以吃做补、以食为疗，全家人餐桌上的养生经

女性调养食疗方/114

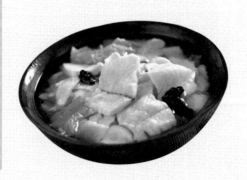

第一章

最适合中国人的
三餐智慧

三餐吃对，健康到百岁

俗话说"民以食为天"，吃饭已经从最初的果腹存身作用，延伸出更广泛的养生意义。中医养生学认为，饮食养生的目的除了要维持生存外，还要通过合理而适度地补充营养，以补益精气，并通过饮食调配，纠正脏腑阴阳之偏颇，从而增进机体健康、抗衰延寿。因为饮食是人所必需，而饮食不当又最容易影响健康，所以，食物养生是中医养生学的重要组成部分。

食物对人体的营养作用，还表现在其对人体脏腑、经络、部位的选择性上，即通常所说的"归经"问题。比如，我们了解到的"茶入肝经，梨入肺经，大米入脾、胃经，黑豆入肾经"等，有针对性地选择适合的饮食，对人体的健康作用则更加明显。

吃饭养生的原则

吃饭不在多，贵在有节制

元代名医罗天益在《卫生宝鉴》中说："谓食物无务于多，贵在能节，所以保冲和而遂颐养也。若贪多务饱，饫塞难消，徒积暗伤，以召疾患。盖食物饱甚，耗气非一。"西晋的张华在《博物志》中也有"所食愈多，心愈塞，年愈损"的告诫。《黄帝内经》讲"饮食有节"，指出食物中的五味，不论哪一味吃多了都是大忌。比如，酸性入肝，过食酸味，会使肝气淫溢而亢盛，脾气衰竭，肝在五行中属木，木盛则克土，而脾属土，所以肝强脾就弱，日久脾气绝；过食咸味，会使骨骼损伤，心气抑郁；过食苦味会使皮肤粗糙，毛发脱落；过食甜味会使脸发黑，肾脏中的肾气失去平衡；过食辛味会使人筋脉败坏，精神受损。"天食人以五气，地食人以五味"，如果我们能把饮食这个有形有质的东西法于天地，懂得节制和取舍，就可以使身体阴阳和谐，永葆健康。

饮食不要过多，贵在节制，才能保证气血顺畅，身体健康，如果贪吃求饱，积滞难消，就会暗耗内伤，从而招致疾病。

▌吃饭八分饱，健康活到老

俄国大文豪托尔斯泰身患多种疾病，但是仍然活到了83岁，据说他的养生经验就是每顿饭只吃到八分饱。"吃饭只吃八分饱"，是一条颠扑不破的饮食原则，也是被医学和实践证明了的长寿秘诀。

吃饭只吃到八分饱时，天地间的阳气可将胃里的食物消化掉，而消化掉的食物就会变成气，补充人体阳气，阳气一足，整个人就会有精神；反之，胃里如果堆积太多的食物，阳气化不掉，反而消耗了阳气，人自然会觉得身体疲惫不堪。

无独有偶，日本的长寿老人在谈到长寿秘诀时，也总结出"吃八分饱，喝一杯茶"的经验。简单地说，就是当吃饭吃到八分饱时，就必须放下筷子，然后喝一杯茶，此时会有吃饱的满腹感。这样的健康生活方式，使得日本人的寿命水平远远高于世界平均水平。万物皆有"术数"，中国古代流传下来的"若要身体安，三分饥和寒"，想必也是同样的道理吧。

❧ 家常便饭也要讲究方式方法

▌细嚼慢咽最可靠

吃进来的食物要用牙撕、舌搅、唾化，直到食物变细、变碎、变软，方可进入脾胃；只有食物变得细碎，才有助于脾胃的消化过程，食物中的营养成分也因此更容易被吸收。囫囵吞枣的后果，一方面会加重脾胃的压力，另一方面也不利于营养成分的吸收，反而造成一种浪费。因此，平时吃饭一定要避免狼吞虎咽，而是应当细嚼慢咽，这样才更有助于消化吸收。

▌暴饮暴食要不得

面对美味佳肴，人们难免有大吃一顿的冲动，有人甚至不吃撑绝不放筷子。但是，科学家的一项研究发现，长期饱食的人的大脑更容易早衰。人在就餐时，如果吃得过快或时间过长，都有可能造成饮食过度；吃得过饱所带来的最直接后果就是胃肠道负担加重，如果胃经常处于一种饱胀状态，其容量就会增大，消化吸收功能就会下降，容易造成消化不良。大量摄入的脂肪、蛋白质也不能有效利用，会大量贮存，从而造成营养过剩，极易引起肥胖、糖尿病、高脂血症等疾病。因此，为了身体健康，也应当拒绝暴饮暴食。

▌良好的饮食习惯是关键

良好的饮食习惯是健康的首要保证。要保持良好的饮食习惯，就应该做到：合理分配一日三餐的量，即秉持"早餐吃饱、中餐吃好、晚餐吃少"的原则，合理分配食物的摄取量；在该吃饭的地方吃饭，也就是说，吃饭就应该在餐桌上，坚决不能在床上或其他不合适的地方吃饭，以免影响胃肠的消化功能；饭后也要养生，俗话说"饭后走一走，能活九十九"，吃饱了最好不要坐着不动，一方面会累积脂肪，容易发胖；另一方面也不利于消化吸收，适当的散步锻炼有益于身体健康。

饮食养生，并不是一种高深的学问，而是一种健康的生活态度。民以食为天，重视饮食文化，用饮食来补养身体、保持健康，或者用饮食补养法来使患者尽快康复，可以说，目前已经成为全世界共同关注的话题了。

因此，家常便饭只要吃得"好"，一样可以吃出健康、长寿。

❧ 茶、汤、粥——长寿老人的三件宝

许多人都羡慕如皋人的长寿。如皋人可以说是聪明的，他们很善于利用自己掌握的知识，巧用生活智慧，在饮食、生活习惯、防病治病等方面形成独特的长寿养生法；他们知道如何通过最便捷的方法防病治病，使身体受到的伤害最小，最终达到健康的目的。比如，他们会在冬天把羊肉和白萝卜同煮，吃肉喝汤，进行热补；夏天用藿香和淡竹叶泡茶喝，有效防暑；为了明目，用开水冲泡枸杞子服用；为了防止口干舌燥，用开水冲服车前草；为了治疗胃溃疡，用馒头片烤煳食用；为治疗咳嗽，用白萝卜汁加白糖开水冲服；如此等等。可见，如皋长寿老人的长寿之道并不是那么深奥，那么难学，下面我们来看看如皋的长寿老人都有哪些长寿菜单。

▌喝茶喝出健康

橘皮茶

橘皮、茶各2克。把清洗干净的橘皮切成丝、丁或块，和茶叶一起用沸水冲泡10分钟即可。橘皮茶不仅味道清香，而且有开胃、通气、提神的功效。橘皮茶中再加几颗红枣就能泡成橘皮枣水。红枣甘温，归脾、胃经，有补中益气、养血安神、缓和药性之效，与橘皮配在一起能理气中和，特别适合消化性溃疡、胃脘痛的人饮用。

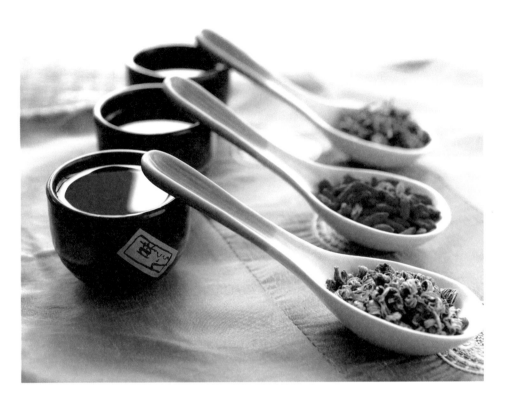

夏枯茶　用夏枯草、野菊花泡水是夏日的绝佳祛暑之品。取夏枯草15克、野菊花20～30克。将二者捣碎，冲入适量沸水，盖闷浸泡15分钟。频频饮用，一日内饮尽。夏枯草性味苦辛、寒，《神农本草经》中说它"主寒热"；野菊花性味甘苦辛、微寒，有"散风清热，解毒消肿"之效，并且善治肿毒湿疹，《山西中药志》说它能"疏风热、清头目、降火解毒"，并有消肿止痛的作用。

二者合用不仅能发散解表、清热解毒，还能治疗感冒引起的头痛、身痛、咽喉肿痛、全身乏力，对皮肤过敏、颈淋巴结炎等也有功效。

蒲公英茶　将未开花的蒲公英洗净、晒干、切碎备用。使用时，取5克干蒲公英，用200毫升的沸水冲泡5～10分钟即可。蒲公英茶对流行性感冒、咽喉肿痛、高热无汗或有汗不退、全身酸痛及疮痈初起、局部红肿热痛等症状有很好的缓解、治疗作用。

桑菊薄荷茶

桑菊薄荷茶能治疗风热感冒、头痛、咳嗽、目赤、咽痛、发热、口渴等。取竹叶15～30克，菊花（或白茅根）、桑叶各10克，薄荷6克，一起放入茶壶内，用沸水浸泡10分钟。桑叶、菊花相配，既能疏散风热表邪、清利头目，又能清泄肺胃之热邪，使肺司清肃；薄荷性味辛凉，也是发汗解表、疏散风热的良药，能增强桑叶、菊花疏散风热之力；竹叶性味甘寒，功能清热除烦、生津利尿、引热下行；白茅根甘寒养阴，润燥利咽，清热生津，可除肺胃之郁热。

葱姜核桃茶

核桃仁2颗，葱白、生姜各少许，一起捣烂，加入红茶，放入水杯中，冲入沸水，盖闷15分钟。葱姜核桃茶的主要功效是温散发汗。本品常用来治疗肾阳不振和肺气虚弱，患有慢性咳嗽、气喘、风寒，觉得全身酸痛、流清鼻涕时，喝此茶很有效。

‖粥是公认的养生保健佳品

粥在古时候被称为糜、膻、酏等，古人写作"鬻"。关于粥的记载，可以追溯到汉代；《本草纲目》中曾称赞粥"极柔腻，与肠胃相得，最为饮食之妙诀也"。而宋代诗人陆游就有一首《食粥》诗："世人个个学长年，不悟长年在目前。我得宛丘平易法，只将食粥致神仙。"本诗彻底道出了粥的神性气质。明代李时珍也在其著作《本草纲目》中列有50多种粥的做法和药效。现在，民间还广泛流传着"健康粥歌"：若要不失眠，煮粥加白莲；要想皮肤好，米粥煮红枣；气短体虚弱，煮粥加山药……

可见，粥作为公认的养生保健佳品，其功效毋庸置疑。在此介绍5款简单而又营养丰富的养生保健粥：

人参糯米粥

人参10克，山药、糯米各50克，红糖适量。首先将人参切成薄片，与糯米、山药共同煮粥，待粥熟时加入红糖。本品具有补益元气、兴奋中枢神经、抗疲劳、强心等多种作用，经常食用此粥对改善慢性疲劳综合征具有十分明显的效果。

鸡归大米粥 乌骨鸡1只，大米50克，黄芪45克，当归、红枣各15克，肉桂3克，盐适量。先将乌骨鸡宰杀后去毛和内脏，洗净备用；再将黄芪、当归、红枣、肉桂加水煎煮2次，第2次煮沸后30分钟，取药汁2000毫升，与乌骨鸡、大米同入沙锅中，共同煮粥，加入盐适量，吃鸡饮粥，每周1~2次。经常服用此粥具有滋补强身、调整内脏功能的作用，能发挥显著的抗疲劳功效。

鳗鱼山药粥 鳗鱼1条，山药、大米各50克，料酒、姜、葱、盐各适量。先将鳗鱼剖开，除去内脏，洗净，切片，放入碗中，加入料酒、姜、葱、盐，调匀，并与山药、大米共同煮粥服食。此粥具有气血双补、强筋壮骨的功效。

车前子粥 车前子除了可以和干姜一起冲水外，还可以与大米一起煮粥。取车前子20克、大米100克。先将车前子用布包好后加水煎成汁，再将淘好的大米倒入车前子煎的汁中，一同煮成粥。车前子能利尿通淋止泻、清肝明目、化痰止咳，患有慢性支气管炎及高血压、尿道炎、膀胱炎等疾病的老人可将其作为食疗之品。

马齿苋绿豆汤 新鲜马齿苋30克、绿豆50克。将新鲜马齿苋洗净，与绿豆一同放入水中，绿豆炖至熟烂时，煎汤服食。马齿苋，别名长命菜、长寿菜、安乐菜，是夏秋季节民间常见的野菜，经常食用可以预防冠心病和动脉粥样硬化；绿豆性凉味甘，有清热解毒、止渴消暑、利尿润肤的功效。盛夏时节，用马齿苋和绿豆一起煮汤可预防中暑；另外，此汤还能治疗痢疾、肠炎。

▌熬炖补品利长寿

参芪猴头炖鸡 猴头菇100克，母鸡1只（约750克），黄芪、党参、红枣各10克，姜片、葱段、料酒、高汤各适量。将猴头菇洗净，去蒂，发涨后挤去水分，以除苦味，再切成2毫米的厚片待用。母鸡去头脚，剁成方块，放入锅内，加入姜片、葱段、料酒、高汤，放入猴头菇片和浸软洗净的黄芪、党参、红枣，用小火慢炖至鸡肉熟烂为止，调味即成。

鸡汤本来就是大补之物，在炖的过程中又加入党参、黄芪、红枣和猴头菇，使鸡汤的补益之效更加明显。猴头菇又名猴头菌，有助消化、利五脏的功能，适用于患有消化不良、胃溃疡、十二指肠溃疡、慢性胃炎、胃窦炎、胃痛、胃胀及神经衰弱的人；鸡汤益气养血、健脾胃、疗虚损、善补五脏；黄芪能补气固表、敛疮生肌、促进造血、抗溃疡、消炎等；党参补中益气、益血生津；红枣能健胃补血、滋养强壮。把它们配伍在一起，便成为一道既能治病，又能养生的滋补药膳。

泥鳅炖豆腐

泥鳅、北豆腐各100克。先将泥鳅除去鳃及内脏，洗净，放入锅中，加适量清水和盐，煮至半熟，再把豆腐放入锅中，炖至泥鳅熟透即可，宜空腹温热食用。

泥鳅具有补中气、祛湿邪的功用，可除燥、防治阳痿，还可以作为治疗盗汗、痔疮的辅助食品。泥鳅所含脂肪成分较低，胆固醇很少，非常适合老年人食用。泥鳅和豆腐同炖，能补脾利湿，对黄疸、小便不利及脾虚胃弱者都有良好的治疗效果；同时，对患有迁延性和慢性肝炎患者的肝功能改善也有明显的作用。

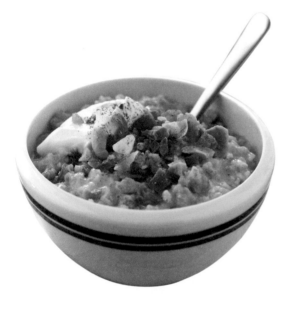

❧ "早晚喝粥，中午吃饭"，想不长寿都难

早晚喝粥、中午吃饭的模式，可以说是现今大多数家庭餐桌上不变的三餐食谱，基本上已经延续了很长的时间。别看这种再简单不过的"两粥一饭"模式，里面却蕴藏着丰富的养生学问；在"两粥一饭"的概念中，其实含金量最重的部分是两餐的粥。

▌早晚喝粥，顺肠道、保健康

《医学入门》中有"盖晨起食粥，推陈致新，利膈养胃，生津液，令人一日清爽，所补不小"的记载。

宋代文学家张耒也专门写了一篇《粥记》来说早晨喝粥的好处："每日起，食粥一大碗，空腹胃虚，谷气便作，所补不细，又极柔腻，与肠胃相得，最为饮食之良。"其原因在于，胃经过了一夜的蠕动，存食基本排空，此时，处于空虚状态的胃正需要补充水分和吸收营养；如果吃些生冷和坚硬的食物，则会刺激胃，使胃产生不舒服的感觉。因此，一碗暖暖的粥正是我们"疲惫"的胃所需要的；经常喝粥，可以起到补益肾精、延年益寿的作用。

可见，早晨喝粥的好处就在于调节脾胃。而酉时（17点～19点）是"肾经当令"，即肾经值班的时间，此时补肾则事半功倍，所以晚上喝粥补肾的效果会特别好。

▌中午米饭配菜，清淡合时最重要

中国人喜欢中午吃米饭。吃米饭或许没有太多讲究，而配菜却需要注意很多，大鱼大肉、油、糖绝对要少吃，应该多吃一些青菜、菠菜、豆腐、白菜之类的家常菜。

俗话说"鱼上火，肉生痰，豆腐青菜保平安"。因此，要想让自己跟"三高"划清界限，就应该保持良好、健康的饮食习惯。

在蔬菜的选择上，应多吃时令蔬菜，不吃不符合节气的蔬菜。具体来说，春天吃新鲜的小油菜、韭菜、青椒、蒜苗等，这些都是季节菜，又是偏阳性的食物，适合春天养阳；在夏天，吃番茄、丝瓜、黄瓜、菠菜、芹菜等，这些新鲜蔬菜有助于体内的气向外生发，排除多余的气；入秋后，吃萝卜、花生、莲藕、山药、芋头等，尤其是山药和芋头，前者补肾健脾，后者润肺、润肠、补血，适合气血收敛；而进入冬天，除了多吃油菜、白菜、山芋、红枣外，还要增加温补的动物食品和海产品。

"两粥一饭"的模式体现了人们以清淡为主，以养生为目的的饮食特点。这个饮食传统看似最简单，却蕴涵着丰富的养生哲学。

▌"十不贪"——老年人长寿的饮食关键

"十不贪"是延缓衰老、抵抗疾病的关键，身体各项机能日益下降的老年人一定要遵守。老年人身体器官的功能日渐弱化，选择食物时尽量选择清淡、易消化的，为身体吸收营养创造一个良好的条件。在老年人的饮食中，应注意"十不贪"：

不贪肉

老年人若过多食用肉类食物，会引起营养失衡和新陈代谢紊乱，从而易患高胆固醇血症和高脂血症，不利于心脑血管疾病的防治。

不贪精

精细米面中的维生素和膳食纤维的含量较少，长期食用会减弱肠蠕动，因此，老年人应适当多吃些粗粮。

不贪硬

老年人胃肠的消化、吸收功能较弱，如果贪吃坚硬或未熟烂的食物，时间长了易患消化不良或胃病。

不贪快

老年人往往牙齿脱落不全，饮食贪快容易造成咀嚼不烂，从而增加胃肠负担，引起消化不良或胃肠不适。因此，老年人饮食时应注意细嚼慢咽，使食物充分磨碎，而且，由于咀嚼引起的反射，还会促使消化腺大量分泌腺液，有利于食物充分消化。

不贪饱

老年人饮食七八分饱即可，如果长期贪多求饱，既会增加胃肠负担，也会诱发或加重心脑血管疾病，甚至发生猝死。

不贪酒

老年人长期贪杯饮酒不仅会使心肌变性，失去正常的弹性，还会加重心脏的负担，损害肝脏，引起血压升高等。

不贪咸

老年人摄入钠盐过多，容易引发高血压、中风、心脏病及肾脏疾病等。

不贪甜

老年人食用过多的甜食，可造成机体的代谢功能紊乱，引起肥胖症、糖尿病、瘙痒症、脱发等，不利于身心健康。

▌不贪迟

老年人的三餐进食时间宜早不宜迟，这样有利于食物的消化和饭后休息，可以避免积食或发生低血糖。

▌不贪热

老年人的饮食宜温不宜烫。过烫的饮食容易烫伤口腔、食管和胃黏膜，时间长了还会引发食管癌和胃癌。

✑ 膳食的三种变法

人随着年龄的增长，身体器官功能逐渐减退，尤其是味觉、咀嚼、消化和吸收功能，其减退的速度会更快，再加上易患多种慢性疾病，所以，饮食要不断地变化，才能满足身体需求。针对人的生理特点和心理特征，营养学家研究表明，每日饮食应合理、多变，以刺激逐渐老化的生理功能，增进食欲，保证身体健康、预防疾病。

▌品种求变

营养学家认为，饮食养生就是要保持人体的营养平衡，不能偏食。因此，每天至少要吃十几种食物才能达到膳食平衡的目的。

▌三餐求变

由于一日三餐进餐的时间不同，人体的生理过程也在不断变化，因此，每餐的食谱也要做相应的调整。比如：早餐要坚持食用适量的糖类、蛋白质和低脂食物；午餐以充足的蛋白质和糖类食物为主；晚餐以低糖、低蛋白、低脂食物为主。只有如此，才能达到身体健康、延年益寿的目的。

▌四季求变

季节不同，天气会有很大变化，人的生理和心理也会发生变化，因此，在不同的季节要吃不同的饭菜。比如：春季要多吃温补阳气之类的食物；夏季要多吃清热祛火的食物，并注意补充水分和钠、钾、钙、镁等营养物质；秋季气候干燥，饮食要点是养阴润肺；冬季寒冷，饮食要点是保阳潜阴，多吃敛阳护阴的食物。

食不得法，病从口入

饮食是人类摄取营养、维持人体新陈代谢必不可少的方式，是人体健康长寿的保证。但凡事都有两面性，人们既可以通过饮食吸收各类营养物质，并化生为气、血、津液，从而维持正常的生命活动；反过来，很多病菌也会在吃饭的过程中入侵身体，即俗话说的"病从口入"。由此可见，在日常生活中，我们都应该"会"吃饭，并且要好好吃饭，才能"趋利避害"，既吸收食物中的营养成分，又远离了那些不利于身体健康的有害因素。

"吃"出来的疾病

世界卫生组织曾经公布过一项调查报告，报告表明在全球危害人类健康的十大高危因素中，与营养有关的有高血压、高胆固醇、肥胖症、缺铁性贫血。除此之外，有1/3的肿瘤的发病与饮食有关。可见，很多常见的疾病是我们不小心"吃"出来的。究其原因，主要有以下三个方面：

营养搭配不合理

很多人只是根据自己的喜好和口味去吃，而忽略了营养的均衡。比如很多人爱吃肉，讲究"无肉饭不香"，每顿饭都只吃肉，而不喜欢搭配一些蔬菜，于是慢慢地就吃出了"高血压"、"冠心病"、"脑卒中"等疾病。其实，很多疾病都是因为生活中不合理的饮食习惯一点一滴开始积累起来的，短时间内可能不觉得有什么，一旦出现症状，多半已经病得很严重了。

现代医学研究表明，脂肪与肿瘤的关系较为密切，高脂肪摄入者很容易患结肠癌、乳腺癌等疾病。由此可见，饮食绝对不能"惯"着我们的嘴，也不能由着我们的喜好，而是应该讲究营养均衡、荤素搭配，这样才能吃出健康的身体。

▌饮食卫生不注意

随着生活条件越来越好，都市人群越来越重视独具特色的饮食。于是，路边摊之类的"风味小吃"也就越来越多地出现在人们的生活中。但是，许多小吃的卫生条件都比较差，而且吃东西的人也比较杂，很容易染上一些传染性的疾病，比如肝炎。另外，路边小摊的所谓"特色小吃"更多讲究做得快、熟得快，以致不注意生熟食分离的卫生要求，很容易让食客染上寄生虫病。

▌饮食习惯不科学

现代社会生活节奏快，使很多人养成了早上不吃早餐、空腹喝咖啡等不良习惯，这样久而久之就很容易导致疾病，比如慢性胃病、胆结石、胃结石等疾病。俗话说得好："早饭要吃好，午饭要吃饱，晚饭要吃少。"我们都应该知道，这些俗语大多是祖先们通过长期的生活实践总结出来的经验，可以成为人们遵循的科学饮食典范。只有科学饮食，才能保证身体健康，避免各类疾病的发生。

❧ 科学饮食六不宜

不宜用白砂糖拌凉菜。砂糖中常有螨虫及其分泌物、虫卵及脱下的皮，食后可出现腹痛、泌尿系统刺激症状、过敏性哮喘等疾病。

饭后不宜立即吃水果。水果中含有大量单糖类物质，若在胃中停留时间过长，就会腐败而形成胀气，使胃部不适。

吃肉后不宜马上喝茶。饭后马上喝茶会使茶叶中的鞣酸和肉中的蛋白质结合成鞣酸蛋白质，减弱肠蠕动，重者容易产生便秘。

不宜过食豆制品。实验表明，人体内大豆蛋白过量会使正常铁质吸收量降低九成，有可能导致缺铁性贫血。

烹调时不宜多用佐料。国外学者研究表明，有些天然调味品如胡椒、桂皮、丁香、小茴香等有一定诱变性和毒性，过量可导致人体细胞畸变，诱发多种疾病。

不宜用过热的油炒菜。油烧得过热容易产生一种硬脂化合物，对人体有害，过食这种过热油炒的菜，容易患胃病。

好习惯让你避免"病从口入"

饮食宜新鲜

早在古代人们就已经知道不能吃霉变和变质的食物，因为这些食物中含有多种致突变物和致癌物。食用发霉的花生、过多食用腌渍品，易患肝癌；食用过热的食品，如热面条、热茶等，易患食管癌；精神压力过大、过度疲劳，可使机体免疫功能低下，从而导致各种癌症的发生。

熟食为主

生冷之品不易被脾胃消化吸收，并且容易损伤脾胃正气；熟食腥膻之气已被去除，并且已经成为温热之品，易于消化。

忌暴饮暴食

节日尤忌暴饮暴食，胃扩张超过一定限度，就会引起胃或十二指肠穿孔等症。胆囊炎患者尤其要注意，油脂过量，刺激胆囊分泌，会引发或加重原有疾病。

十种食物不宜多吃

臭豆腐含有大量挥发性盐基氮和硫化氢等，这些都是蛋白质分解产生的腐败物质，对人体有害；味精的每日摄入量不宜超过6克，过量会使血中谷氨酸的含量升高，出现头痛、恶心等症状；方便面因为含有食品色素和防腐剂，过量食用对人体不利；葵花子含有不饱和脂肪酸，过量食用消耗体内的胆碱，影响肝细胞功能；菠菜中的草酸容易和体内的钙、锌结合形成盐类并排出体外，会引起体内钙、锌缺乏症；每千克猪肝含胆固醇400克以上，多食容易导致动脉硬化；牛羊肉在熏烤过程中会产生苯并芘等诱发癌症的物质；腌菜腌制不好，菜内会含有亚硝酸盐等致癌物质；油条中的明矾含铝，过量食用会对大脑和神经细胞产生毒害；松花蛋中含有一定量的铅，过食会引起铅中毒。

食物有四性五味，你吃对了吗

中医学家认为，食物有"四性五味"之说：食物的"四性"即温、热、寒、凉；"五味"即咸、甘、苦、辛、酸。每种食物都有不同的"性味"，把"性"和"味"结合起来，能准确分析出食物的功效；只有针对自己的体质，合理搭配饮食，才能在健康的基础上达到养生的目的。

❧ 分清食物"四性"，远离"同性"饮食

‖食物分"四性"

食物的"四性"指食物具有温、热、寒、凉4种不同性质。在"四性"的食物中，寒、凉性食物具有清热泻火、解毒的功效，能够起到清热祛火、排毒的作用，还能够减缓人体新陈代谢的速度，增强人体免疫力，对于一些慢性炎症亦有一定的缓解和治疗效果，如白菜、南瓜、苦瓜、藕、兔肉、田鸡等；温、热性食物具有温阳驱寒的作用，能够起到补虚养血、强身健体、祛寒除湿的作用，如生姜、蒜、葱、韭菜、狗肉、羊肉等。

‖辨证施治，远离"同性"食物

食物有"四性"之分，人的体质也有寒、热之别，因此，食物的选择还要根据人体体质的不同，因人而异。具体来说，寒性体质的人产热低、手足较冰冷、脸色苍白、容易出汗、大便稀溏、喜欢喝热饮；该体质的人如果多食用凉性食物，则其自身冰冷的感觉更严重，而由于四肢冰冷感增加，末梢血液循环不良，就会造成即使在暑热天气下，仍有手足麻痹的感觉，进入冬天后寒证则会更加剧烈。怕冷的人，不宜吃螃蟹、竹笋、柿子和香蕉，因为这些食物性寒凉，吃了会使肠胃不适，甚至造成腹泻，使阳气受到损失。热性体质的人产热量大、脸色红赤、容易口渴、小便色黄赤而

量少、喜欢喝冷饮；如果该体质的人多食用温热性食物，则会越发导致口干舌燥、上火，使热证加剧。火旺的人应尽量少吃羊肉、狗肉、泥鳅、桂圆和韭菜，因为这些热性食物火大，食用后会口干舌燥、浑身不舒服。

因此，秉承"同性相斥"的原则，寒性体质的人就应该避免食用寒性食物，热性体质的人就应该避免食用热性食物。了解自己的体质，看清了食物的"性情"，就能够正确选择那些适合自己的食物，而避开那些让自己不舒服的食物了。正如《黄帝内经·灵枢》所说："智者之养生也，必顺四时而适寒暑。"

‖辨明食物"五味"

在中国古代医学中，食物除"四性"之外，还有"五味"之说，即酸、辛、甘、苦、咸，它是食物性能的又一表达。

酸味食物，比如乌梅、山楂、石榴等，有敛汗、止汗、止泻、涩精、收缩小便等作用。但凡事过犹不及，"多食酸，则肉胝皱而唇揭"即食酸性食物过多，就会引起皮肉坚硬、皱褶，失去弹性，嘴唇也会变厚并且经常起皮。

辛味食物有发散、行气、活血等作用，如葱、姜、蒜、辣椒、胡椒等。但"多食辛，则筋急而爪枯"，即吃多了辛辣的食物，就会引起筋拘急而不柔和，使爪甲干枯而不坚韧。如果筋的弹性变差，则意味着肝出现了问题，所以肝病患者应少吃辛辣食物。

甘味食物有补益、和缓、解痉挛等作用，如红糖、桂圆、蜂蜜等。但"多食甘，则骨痛而发落"。甘类的食物，其实是缓、散的，而肾主收敛。以头发为例，头发是否滋润，跟气血有关；头发黑不黑、长得好不好跟肾有关。吃太多甜食，就会使头发脱落，因为甜食导致肾的收敛作用减弱了。

苦味食物有清热、泻火、燥湿、降气、解毒等作用，如橘皮、苦瓜、杏仁、百合等。但"多食苦，则皮槁而毛拔"。肺主皮毛，吃太多苦味的食物，就会影响肺气的生发，如果肺气不足，皮肤得不到滋润，就会出现干枯萎缩状况。

咸味食物有泻下、软坚、散结、补益阴血的作用，如盐、海带、海蜇等。但"多食咸，则脉凝泣而变色"，意思就是吃太多咸的食物，会影响血的生发，使得血脉慢慢凝聚，久而久之就会面色变黑。

▎五味调和保健康

中医认为，酸涩味能收敛坚阴，苦味能开泄燥湿，甘能补益调和，辛能发散、通气血，咸能软坚泻下。"五味"不同，对人体的作用也有所不同，因此我们应该先了解食物的"五味"对人体的作用，才好"对症下药"，吃出健康。

酸走筋。筋病禁多食酸，因为酸本肝之味，肝主筋、气条达，酸味主收，太过则伤条达之气，肝伤则筋失养，因此筋病忌多食酸。比如经常抽筋的人就不宜吃山楂之类的酸性食物。

辛走气。辛主散，气病多食辛则耗散太过，气愈加受伤，故气病禁多食辛。比如哮喘患者不宜吃辛辣的食物。

甘走肉。甘味有滋养肌肉的作用。甘属土味，与脾相配，肉病过食甘味，甘味太过则滞塞脾气，脾运不行，肉无从生，故骨肉病禁过食甘味。比如尿毒症患者不宜过多食用含高蛋白的食物。

苦走血。苦本火之味，苦味太过则凝涩而耗，故血病多食苦则血被耗损，凝涩不行，所以血病禁食苦味。比如糖尿病患者、心血管病患者禁食过苦的食物。

咸走骨。咸类食物是走骨的，走骨就是走肾，如果病在骨上，就要少吃咸，这样才能把骨养好、把肾养好。《黄帝内经》上说"咸入肾"，是说咸味的食品有滋补肾阳的作用。肾主骨，过咸则伤肾，肾伤则骨无所生，骨病禁多食咸味。比如肾病患者不宜过多食用咸味食物。

❧ 长寿饮食四字箴言

"淡、杂、鲜、野"的饮食风格，其实是以儒家食礼学说和道家养生学说为核心的养生概念。

▎淡

从生理需要角度来讲，成人每天吃1克盐就足够了，但是，那样的饭菜未免太没味道，所以世界卫生组织建议成人每天吃盐不超过6克。南方人饮食比较清淡，一般不会超过这个量，但北方人口味偏重，觉得盐、酱油放少了，菜就没法吃，而且炒菜之外，还会吃腌的咸菜、咸肉、咸蛋等食品，每天盐的摄入量大多超标，长此以往，身体的健康自然会受到影响。

因此，平时炒菜时尽量少放盐，或者用糖、醋、姜、葱、胡椒、蒜等来替代盐和酱油，长此以往，长寿将不再是难以企及的愿望。

▌杂

所谓"杂"，就是粗粮、细粮混着吃，荤菜、素菜搭配吃。这是因为任何一种食物都不能满足人体所需的全部营养素，所以，如果只摄入单一食品肯定会造成人体营养素的缺失。

中医自古就有"五谷为养，五果为助，五畜为益，五菜为充"的说法，认为吃得越杂，越有利于人体的阴阳平衡和脏腑协调。从饮食美学的角度来说，只习惯吃几种食物，人的口味就会慢慢产生审美疲劳；而经常以不同品种或不同口味的食物来调适生活也是一种饮食趣味。

▌鲜

新鲜蔬菜不但保持了食物的原汁原味，拥有好口感，而且里面的营养成分也破坏得最少，它们就好比清晨的清新空气，携带了生命最初的信息密码，附加着大自然的阳气，被人体摄入后具有补心补肺、养护肠胃的作用。

▌野

从中医的角度看，野菜不仅能够丰富餐桌，还是防病治病的良药。比如：荠菜有清肝明目、中和脾胃、止血降压的作用，能治疗痢疾、肝炎、高血压、眼病等疾患；蒲公英有清热解毒的功效，适合于糖尿病、肝炎患者食用；马齿苋不但消炎解毒的效果显著，而且还能预防痢疾，并对胃炎、十二指肠溃疡、口腔溃疡有一定的疗效；苦菜具有解毒、凉血的作用，可治疗痢疾、黄疸、肛瘘；野苋菜清热利湿，可治疗痢疾、肠炎、膀胱结石、甲状腺肿大、咽喉肿痛等病症；蕨菜具有清热、利尿、益气、养阴的作用，可用于高热神昏、筋骨疼痛、小便不利等症的辅助治疗。

"淡、杂、鲜、野"四字作为一种源于大自然、融入地方文化的饮食特色，经过人们长期的生活实践已获得了广泛认同，概括了饮食文化中所隐含的长寿奥妙。从这个意义上说，识得"淡、杂、鲜、野"的饮食秘诀，就等于找到了打开长寿之门的一把钥匙。

❧ 吃饭也要"亲贤远佞"

中国有句俗语，叫"远亲不如近邻"，但在传统养生学中却认为"近邻不如远亲"。意思就是，我们平常接触的食物也有"远"、"近"之分。其原因就在于，"远亲"食物中保留了"近亲"食物所不具备的对人体有益的物质，这些物质在物种进化的过程中大多丢失了，只有通过吃"远亲"食物，才能将其补回。

‖ 何谓"远亲"食物

以鱼、虾、蟹跟牛、羊、猪相比，前者距离人类要远些；而植物类食物又远于动物类食物，因此，鱼、虾、蟹和植物类食物都可以被称为"远亲"食物。

具体来说，这种在空间和生物学关系上以及物种进化过程中距离人类相对较远的食物，就可被称为"远亲"食物。将这个概念延伸到更深、更远的层次，就可以理解为，野生食物远于人工种植的食物，海洋中的食物远于陆地上的食物。

在中国的"长寿之乡"如皋流传着这样的说法：吃四条腿的不如两条腿的，吃地下跑的不如天上飞的，吃天上飞的不如水里游的，吃水里游的不如地上种的。尽管那里的人们不明白什么是"远亲"食物，但却在日常生活中经常食用"远亲"食物。正是有了这种通俗、简单的生活经验，才让如皋人受益匪浅，如皋因此也有了"长寿之乡"的美称。

‖ "远亲"食物营养大"比拼"

蘑菇	蘑菇不但营养丰富，味道鲜美，而且具有很高的药用价值。蘑菇对养生的重要性最早可以追溯到《神农本草经》，其中有"蘑菇可祛蛔虫、蛲虫，解蛇螫之毒"的记载。李时珍也在《本草纲目》中提到，蘑菇可以"益胃肠、化痰理气、通便排毒、镇痛镇静"，并且对稳定老年人血压、提高身体免疫力有显著的疗效。在"长寿之乡"如皋生活的人们不但大面积种植蘑菇，而且还经常食用，因为他们很早就发现了蘑菇对治疗老年人脾虚气弱、食欲不振等有显著的疗效。即使是我们周围，很多人家的饭桌上也经常出现"小鸡炖蘑菇"的菜肴，将鲜蘑菇与小鸡同炖，不仅美味可口，还可以治疗脾虚、乏力等症状。

海带	海带是营养价值极高的海洋食品，被誉为"碘之王"。中医认为，海带性味咸寒，既可软坚散结，又能行水化湿。孕妇经常食用海带，还有利于胎儿发育，尤其对胎儿大脑神经系统的发育极为有益。海带又被誉为"长寿食品"，原因就在于它对预防血管硬化、心脏病和肝硬化能起很好的作用。用绿豆、海带和大米掺和炖熬的绿豆海带粥，可以有效控制高血压；用干荔枝10枚与海带、海藻同煮，加入黄酒、葱、姜、大料、桂皮、盐等调料，可以有效治疗单纯性甲状腺肿大；以海带、鳖甲、红枣、猪肉熬制而成的长寿汤，更是补气驻颜、益寿延年的滋补汤。

黑木耳	黑木耳大多寄生在桑、栎、榆、杨、槐等树木枯朽的枝干上，"味甘性平，入胃、大肠经"，其食用价值最早可以追溯到远古时代，它的药用价值可以追溯到《神农本草经》，其中说它有"益气补肌，轻身强志"的功效。中医认为，黑木耳作为食品，可以"参与"到任何美味佳肴中；而黑木耳作为药物，性平力缓却不腻不燥，可长久食用。在生活中我们可以将黑木耳作为家常菜的配菜，比如在炒肉片和肉禽炖品中加入黑木耳，不但使菜肴味道鲜美，还能强身健体。此外，可以将红枣配黑木耳熬成木耳红枣汤，月经前1周到月经结束这段时间每天或隔天食用，能改变女性的黯黄肤色；用黑木耳和红枣、大米、冰糖熬成稀粥，可以滋阴润肺。

螺旋藻	螺旋藻属蓝藻类，墨绿色，因呈螺旋状而得名，是距离人类十分遥远的"远亲"食物。螺旋藻富含多种营养成分，长期食用可以保护心血管、肝、肾，对贫血、风湿等慢性疾病有很好的治疗效果，还能美容、调节免疫力、抗辐射、抗疲劳，且没有任何副作用。新鲜的螺旋藻只要用水冲洗干净便可食用。长期食用螺旋藻可以令老年人气色清新、容光焕发。

　　既然了解到这些"远亲"食物中含有人体所需的多种营养成分，而且长期食用还有助于延年益寿，那么，何不将这些"远亲"变为我们的"益友"呢？科学合理地食用这些食物，补充营养成分，健康身体、延年益寿将不再会是难题。

第二章

天人合一应季补，
健康自有天来助

春季肝气升，养阳温补护肝脏

春季阳气生发，大地回春，万物更新，一片生机勃勃之象，是一年中最好的季节，但春季也是流感、流脑等各种传染病的高发季节，肝炎、精神性疾病等痼疾也容易在春天复发。因此，我们一定要做好春季的养生保健，为一年的健康打下基础。

春季气候特征

春季是一年中的第一个季节，为四时之首，同时也是冬季与夏季的过渡季节。冷暖空气都很活跃，势力相当，从而导致春季的天气变化万千。

气温变化幅度大

寒冷的冬季过后，气候开始转暖，万物复苏，生机勃勃。春季气候以"温"为主，是气温乍暖还寒和冷暖骤变的时期，也是一年中天气变化幅度最大的时期。此外，春季也是一天中气温差异最大的季节。

空气干燥多风

春季正处于大气环流调整期，冷暖空气活动频繁，而且都很活跃，所以经常出现大风天气，空气干燥。如中国北方地区，南北大风交替出现，风力较大。春季特别要注意防风，尤其是在多风、冷暖不定、昼夜温差较大的早春季节。

北方多沙尘、南方多雨

沙尘天气容易使大气中各种悬浮颗粒急剧增多，对人体有害的可吸入颗粒物浓度也急剧升高，从而导致空气质量下降。同时，悬浮颗粒中的致敏物质可诱发过敏体质的人产生过敏反应。此外，南方经常阴雨连绵，低温与暖温交替出现，这种接连几天阴雨连绵、阳光寡照的寒冷天气又称"低温连阴雨"。阴雨季节，湿气较大，容易引发多种疾病。

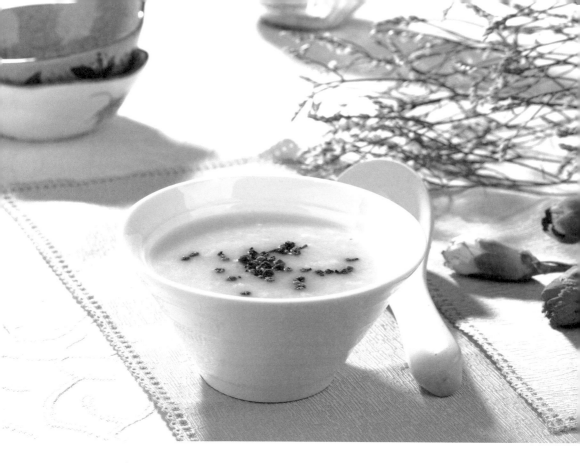

春季为何易生肝火

春季与肝脏五行相配，以肝气为令，肝气条达则气血运行通畅，而生气发怒易致肝脏气血瘀滞。春季随着气温回升，风多，气候相对干燥，阳气升发，万物萌动，病菌虫害滋生。春温初生，风气当令，人体毛孔放松，冬季蓄积体内的阳气随着春暖转为向上向外发散。如果所藏阳气过多就会化成热邪外攻；若遇阳气骤升，内外两阳碰撞，易引发内热而生肝火。

若因肝火过旺，使肝脏受损，则会导致周身气血运行紊乱，其他脏腑器官也会受到干扰而导致疾病。酸味入肝，酸味是肝的本味，春季摄入过量的酸味会造成肝气过旺；而肝克伐脾，肝火旺必伤及脾脏；脾又与胃相关，故妨碍胃部对食物的消化和吸收。因此，春季要注意防止肝火上扬，避免因肝火过旺而引起全身不适。

肝火过旺有哪些表现

中医认为，肝火是肝阳的表现形式，肝火旺为肝的阳气亢盛所表现出来的热象，多因七情过极、肝阳化火或肝经蕴热所致。春季人们常会心情郁闷，好动怒，喜欢发脾气，易出现头晕、面红、目赤、口苦、易怒等症状。具体来说，主要表现在以下几个方面：

肝火类型症状表现

肝火上炎	心烦易怒，头热面红，夜寐不安，胁痛口苦，舌红苔薄，脉弦有力
肝火亢盛	形体消瘦，性急易怒，烦躁不安，头晕目眩，胁肋灼痛，口苦目赤，小便短赤，大便燥结，舌红苔黄，脉弦数
肝火上冲	舌上出血，舌肿木硬，舌苔黄，舌边红绛或起芒刺，并见头烦热、头晕目眩、面红目赤、口苦咽干、耳鸣耳聋、胁肋痛、性急善怒、脉弦数
肝火犯肺	咳嗽气逆，痰出不爽，或如梅核，或如败絮难以咳出；咳时面红并引及胁痛；咽喉干燥、烦躁易怒；舌边尖红、苔薄黄而干，脉弦数
肝火犯胃	吐血兼见心烦胸闷、善怒胁痛、口苦或口酸、多噩梦，或见唇青，或频作呃逆，舌质红、苔黄、脉弦数
肝火燔灼	胃脘有烧灼疼痛感，痛势急迫，疼痛拒按，喜冷恶热、烧心泛酸、口干口苦，甚则呕吐苦水，或兼见吐血、便血；烦躁易怒，便秘溲赤；舌红苔黄，脉弦数
心肝火旺	月经先期量多，甚或血崩，质浓稠如膏，经色鲜红、紫红或紫黑，并见面红目赤、心烦急躁、吐血、衄血、舌红苔黄、脉弦数
肝火偏亢	月经提前而至，色鲜红或紫黑，质浓稠，有瘀块，面赤心烦，食欲不振，大便干结，小便短赤，舌红苔黄，脉弦数
心肝火旺	经前失眠，甚至通宵不寐，心烦易怒，口苦咽干，头痛头晕，乳头痛痒，月经先期且量多色黯；舌尖红刺、苔薄黄，脉弦滑
肝火上逆	血可突然从耳中流出，且量较多，耳部疼痛，心烦易怒或胸胁胀满，口苦，目赤，头痛，小便实，脉弦数有力，舌质红
肝火犯肺	多由情绪激动而诱发，鼻出血量多，血色鲜红，并经常反复发作，头胀痛，心烦易怒，口苦咽干，胸胁苦满，目赤，小便黄，舌质红，脉弦数

肝火上炎	头痛目胀，面红眩晕，口苦耳鸣，胸胁刺痛，烦躁易怒，尿黄，舌红苔黄，脉弦数
肝火犯胃	头痛偏甚，目珠胀痛，甚则头痛如劈，目胀欲脱，瞳神散大，视力骤降，烦躁易怒，口渴欲饮，呕吐频作，舌红苔黄，脉弦滑
肝火上逆	烦躁易怒、骤然一眼或双眼盲而不见，目珠疼痛，头晕且痛，面红目赤，胁痛口苦，舌红苔黄，脉弦数

肝火过旺易生哪些疾病

面部发红发热

有些女孩的脸即使在冬天也会红彤彤的，且会有发热感，出现这种现象的原因主要是肝脏存在一些问题。

1.女孩面部发红发热为肝火所致。有些女孩的面部会发红发热且有不适感，体内也总感觉到有一股"火"乱窜而无法宣泄出来。除此之外，还会感觉到口臭、能吃、大便干、手凉等，这是肝气被抑制在体内，无法将火散发出来所致，建议服用逍遥丸。

2.更年期女性面部发红发热为激素失衡所致。更年期的女性面部都会出现烘热，多是由于体内激素失去平衡所致。机体如果大量产生雌激素便会成为"火"，也就是肝火，如果肝火不能及时地散发出去，郁结在体内便会导致面部长出黄褐斑或蝴蝶斑，中医称为"肝斑"。

更年期女性激素失衡多是由情绪变动导致。这种情况出现时，可采用疏肝散郁的方法进行调理，比如服用以逍遥散为基础的汤药，并在汤药里加入柴胡和薄荷，以宣散肝经郁热，从而把郁热透散出去，同时要保持情绪稳定。

发生心脑血管疾病

随着年龄的增长，人的动脉便会开始硬化，尤其在40～50岁时，其硬化速度会逐渐加快，使血管每年都不断变窄，特别是在生气时，其变窄的幅度在1分钟内高达100%，因而会出现因生气而猝死的惨剧。中医认为，导致这种现象的原因是肝火过旺。冬天过后，人体内潜藏的火力会在春天得到升发，此时肝火最容易萌动，在三四月份最容易发生属于肝阳上亢的脑血管意外。

33

更年期症状加剧

更年期女性情绪波动本来就很大，很容易导致血压升高，而到了春季，由于肝火旺盛，极易发怒、心烦，还会出现头晕头痛、两胁胀痛、舌质红等症状。但由于更年期女性的很多精力容易被肝火消耗掉，所以在进行调养时应补肾降肝火，可服用有补肾作用的仙茅、仙灵脾、巴戟天和有补肝作用的当归及有祛火作用的知母、黄柏等以补为主的方子——"二仙汤"，效果会更佳。

另外，肝火过旺还会引发其他疾病，如神经衰弱、内分泌紊乱、精神失常、高血压，并会降低人体免疫力，伤及肝气，久而久之易导致肝病。肝病患者特别是慢性肝病患者的病情在春季极易反复。

服用泻火药需遵循的法则

上火是生活中较为常见的一种症状，大部分人可能认为吃些简单的泻火药即可摆脱上火的困扰，因此会在身边常备一些祛火的药物，尤其是祛火的中草药或者中成药。

中药也有不良反应

很多人无论是在上火或者不上火的时候，都会时不时地吃一些中草药或者是中成药，认为能够预防和改善上火，却忽略了中草药的副作用及四季祛火饮食对身体的伤害。如果不在医师指导下用药，长此以往，一些有毒成分便会积聚在肾脏中而出现蓄积反应，会引起肾小管上皮细胞损伤，严重时会导致急性肾衰竭。如关木通含有损害人体肾脏的马兜铃酸，而且毒性比较大，长期食用便会导致肾衰竭。

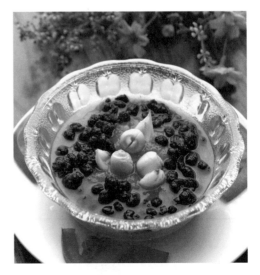

应注意对症服用祛火药

在使用中草药或者是中成药时应注意看好说明书对症用药，这是因为导致上火的因素是多种多样的。

一般热性体质的人可以适当服用祛火药进行降火，而对于寒性体质的人来说，服用降火药时须谨慎，因为如果过多使用这类中药或者中成药可能会对胃造成不良影响。

▌别拿祛火药当减肥药使用

很多对体重不满意的人，尤其是肥胖者会尝试用具有泻肚滑肠作用的中药或者中成药来进行减肥，因为服用这些药物后会导致腹泻，从而达到泻火减肥的目的。

然而，事实上这种认知是错误的。因为减肥的关键是促使体内脂肪快速燃烧，而要加快脂肪代谢就需要增加人体的"火力"，因而不仅不需要祛火，反而需要补火。

🍃 恰当饮食防肝火

▌春季养肝护肝饮食指南

春季养生应以养肝护肝为先。中医主张，肝火旺者，日常饮食应以清淡为主，多吃一些疏理肝气、养肝柔肝的食物进行调理，同时还要注意饮食均衡。

肝火过旺者在春天肝火旺盛的季节里，可以利用一些有降肝火作用的中药材来调养。如为肝阴不足、肝阳上亢所致的肝火，可适当多吃百合、天冬、麦冬、玄参、何首乌、银耳、莲子等养阴清热的药材；如果是肝气郁结、肝火上炎所致的肝火，可适当多吃丹栀逍遥散、四逆散等具有疏肝解郁作用的药物；如果是肝经湿热、肝火上炎所致的肝火，可适当多吃龙胆泻肝汤等具有疏肝利胆的药物予以调理，同时可适当食用大黄、黄连、黄柏等具有清热泻火作用的中药及连翘、金银花、板蓝根等具有解毒消肿作用的中药。

▌为增强免疫力，春季应养肝

春季肝火易旺也说明了一个问题，即春季适宜养肝。因为春季养肝不仅能清肝火，还能提高机体免疫力，以对抗春季滋生的细菌和病毒。

▌对症泻肝火经典调理方案推荐

1.肝郁气滞者：由于心情郁闷，精神受到刺激或创伤导致的肝郁气滞，多表现为频繁叹气、胸胁胀痛或窜痛等。

在调理上除了要多吃茼蒿、芹菜、番茄、萝卜、橙子、柚子、佛手瓜、香橼等具有疏肝理气作用的食物外，还应注意调节神志和情志。

2.肝火上炎者：平时吸烟喝酒过度，且过食肥甘辛辣之物，或肝气久郁，便会造成多梦、目赤肿痛、口苦口渴等症状。

平时除了多吃苦瓜、丝瓜、紫薯、番茄、苦菜、芹菜、白菜、圆白菜、油菜、黄花菜、绿豆芽、黄豆芽、柑橘、山楂、李子、青梅、西瓜及绿豆等具有清肝泄热作用的食物进行调理外，还应注意戒烟戒酒、少吃或不吃肥甘辛辣食物。

3.脾虚肝盛者：脾气虚弱而肝气太盛，从而影响脾的运行，导致出现身倦乏力、食少腹胀、两胁胀痛、大便稀溏等症状。

平时可适当多吃圆白菜、胡萝卜、南瓜、山药、红枣、柑橘、橙子、栗子、高粱米、薏米、荞麦、扁豆、莲子、芡实等具有健脾益气作用的食物。

上小火多喝茶，上大火才喝药

一般来说，一上火就吃药的做法是不妥的，其实上火初期或者上火症状比较轻时，喝一杯清火茶，如苦丁茶、枸菊清肝茶等即可达到泻火的目的。但苦丁茶性质苦寒，不宜喝得太浓太多，否则可能会伤胃，而枸菊清肝茶就相对平和多了。不过，菊花的品种不仅多，而且性质也不完全一样，如白菊花性凉味甘，可经常喝；黄菊花性较强烈，不宜长期喝，可于上火时适量喝；野菊花性质寒，若出现因肝火过旺而致眼睛发红时，可将野菊花放入热水中熏眼，一次熏15分钟，效果极佳。和黄菊花一样，野菊花也不宜长期喝。

导致肝火更旺的不良饮食方式

1.大量食用生冷、油腻、黏硬的食物。由于春季肝气旺盛，容易伤到脾脏，不利于脾胃的消化和吸收。生冷、油腻、黏硬的食物，如元宵、年糕、油炸食品等，可生痰生湿，伤脾胃阳气，加重和损害脾胃功能，再加上这些食物不容易消化，要尽量少食。

2.大量食用过酸、过辣、过热食物。肝阳过盛而体弱者，在春季容易引发肝火，患上热感冒、热咳嗽、热哮喘等症，而羊肉、猪肥肉、海虾、麻辣火锅、辣椒、花椒、胡椒、乌梅、山楂等热性食物，大量食用可导致邪热化火蓄积于体内，从而加重肝火，甚至还会诱发疮痈疖肿等疾病。

具体食物的养肝护肝作用

宜食食物类别	具体食物举例	养肝护肝作用
清淡养阴之品	黄豆芽、绿豆芽、小白菜、油菜、香菜、蜂蜜、春笋、菠菜、韭菜、香椿、荠菜、柑橘等。有明显上火症状的人可喝绿豆汤、赤豆汤、酸梅汤、金银花茶、菊花茶及绿茶等	具有清火泄热、利阳气升发的作用，可防止体内积热而发生肝火。对缓解春季上火的舌苔发黄、口苦等症状效果显著
辛甘之品	葱、生姜、韭菜、蒜苗、芥末、粳米粥、白菜、红枣等	春季，尤其是早春时节可吃一些稍有辛味或甜味的食物，可养肝、健脾、和胃，抵御外邪对人体的侵袭，对于人体春季阳气生发很有益处
黄绿色蔬菜	胡萝卜、南瓜、青椒、芹菜等	春困易使人精神不振、身体疲乏，可多吃红黄色和深绿色的蔬菜，以补充维生素和矿物质的不足，有助于恢复精力
水	白开水、矿泉水、绿茶、苦丁茶、菊花茶等	春季应多喝开水，以补充体液，增强血液循环，促进新陈代谢。多饮水还可促进胰液、胆汁的分泌，有利于食物的消化、吸收和废物的排出，从而减少毒素对肝脏的损害

∷ 春笋烧兔

[材料] 鲜兔肉、春笋各500克，豆瓣50克，肉汤1000
毫升。

[调料] 葱花、姜块、酱油、味精、盐、植物油、水
淀粉。

[做法] 1.兔肉洗净，切成3厘米见方的块，入沸水
余一下；春笋洗净，切滚刀块。

2.锅内倒入植物油，烧至六成热，下兔肉
块，炒干水分，再下豆瓣同炒，至油呈红
色，下酱油、盐、葱花、姜块、肉汤一起
焖，约30分钟后加入春笋块。

3.待兔肉块焖至软烂，放味精调味，用水淀
粉勾芡即可。

∷ 春笋炒肉丝

[材料] 春笋100克、猪瘦肉150克、红辣椒50克。

[调料] 植物油、葱花、姜丝、生抽、料酒、盐、鸡
精、水淀粉、香油。

[做法] 1.猪瘦肉洗净，切丝；春笋洗净，切丝；红
辣椒洗净，切丝。

2.锅内倒入植物油烧热，炒香葱花、姜丝，
下入猪瘦肉丝，炒至变色，下入春笋丝、红
辣椒丝，爆炒至熟。加生抽、料酒、盐和鸡
精调味，用水淀粉勾芡，淋香油即可。

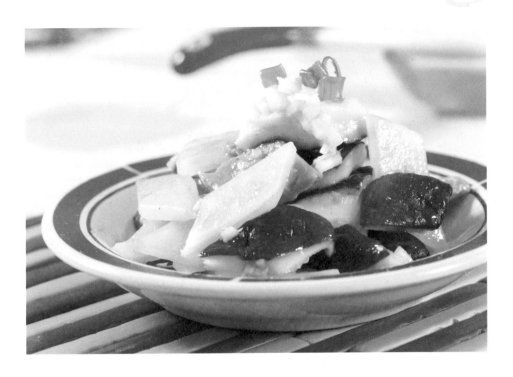

:: 香菇炒笋片

(材料) 水发香菇100克、去皮莴笋50克、火腿适量。

(调料) 盐、葱末、姜末、鸡精、水淀粉、植物油。

(做法) 1. 香菇、莴笋分别洗净，切成菱形片；火腿切片。

2. 锅置火上，倒入适量植物油，烧至七成热，下葱末、姜末炒香，放入香菇片、火腿片、莴笋片，煸炒2分钟，再放适量水，转小火略烧3分钟。加盐、鸡精调味，用水淀粉勾芡即可。

:: 芦笋炒蟹腿

(材料) 蟹腿肉150克、芦笋50克、红辣椒2个。

(调料) 料酒、酱油、盐、白糖、蒜末、植物油。

(做法) 1. 蟹腿肉洗净，入沸水汆一下，捞出，沥水；芦笋削掉根部粗皮，洗净，斜切成段；红辣椒洗净，切片。

2. 锅内倒入植物油烧热，放入蒜末炒香，放入芦笋段，并加少许水，炒熟。

3. 放入蟹腿肉和红辣椒片，同炒片刻，加入料酒、酱油、盐、白糖，炒熟即可。

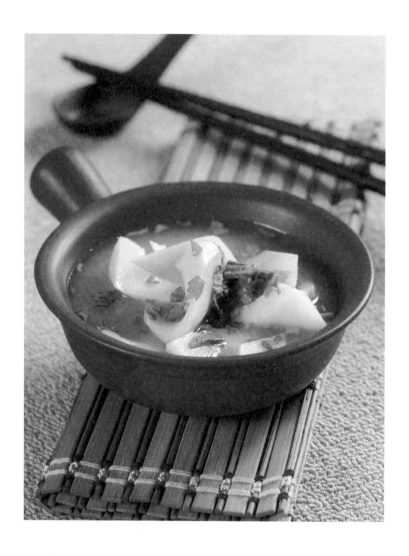

:: 荠菜春笋煲

〔材料〕 荠菜50克、春笋200克。

〔调料〕 葱花、姜末、料酒、盐、味精、鲜汤、植物油。

〔做法〕 1.荠菜洗净，切成末；春笋去皮，洗净，切成块。

2.锅置火上，倒入植物油，烧热，放入葱花、姜末、荠菜末，煸香，加入春
笋块，略炒。

3.将料酒、鲜汤放入沙锅，烧沸，将炒好的荠菜末和春笋块放入沙锅中，再
煮5分钟，加入盐、味精调味即可。

:: 火腿鲜笋汤

材料　熟火腿片50克，鲜竹笋300克，胡萝卜片、莴笋片各少许。

调料　葱段、姜片、料酒、盐、味精、清汤、植物油。

做法　1.鲜竹笋剥去外壳，洗净，切片，放入沸水中焯片刻，放入漏勺中沥水。

2.锅置火上，倒入植物油烧热，放入葱段、姜片、鲜竹笋片、胡萝卜片、莴笋片，稍煸炒，加入火腿片、清汤、料酒烧沸，撇去浮沫，加入盐、味精调味，拣去葱段、姜片，起锅即可。

:: 肉丝芹菜汤

材料　猪瘦肉200克、芹菜丝100克、胡萝卜丝50克、香菜叶少许。

调料　葱丝、水淀粉、料酒、盐、鸡精、植物油。

做法　1.猪瘦肉洗净，切丝，加水淀粉、料酒腌渍入味；芹菜丝焯水，晾凉，沥水。

2.锅内倒油烧热，放入葱丝煸香，放入胡萝卜丝煸软，盛出。

3.锅内倒入清水，大火烧沸后放入猪瘦肉丝，加芹菜丝、胡萝卜丝，大火煮沸后，加适量盐和鸡精调味，撒上香菜末即可。

:: 豆芽海带汤

材料　黄豆芽、水发海带各200克，香菜1根。

调料　植物油、葱段、姜片、料酒、盐、鸡精、胡椒粉、清汤。

做法　1.黄豆芽择去须根，洗净，焯掉水分，晾凉；水发海带洗净，切丝，煮熟，晾凉，沥干；香菜洗净，切成小段。

2.锅内倒油烧热，放葱段、姜片煸香，倒入清汤，用大火烧沸，放入黄豆芽、水发海带丝、料酒，煮沸后加入适量盐、鸡精和胡椒粉调味，撒上香菜段即可。

:: 百合红枣汤

材料　百合100克、大红枣80克、谷芽40克。

调料　冰糖。

做法　1.百合剥瓣，与红枣均洗净；谷芽放入纱布袋中包好。

2.将包好的谷芽袋、红枣放入沙锅中，加入适量清水，浸泡约30分钟，用大火煮沸。

3.捞出纱布袋，加入百合瓣煮熟，最后加入少许冰糖煮至溶化即可。

夏季心火旺，祛湿清补调脾胃

　　夏天，指阴历四月至六月，即从立夏之日起，到立秋之日止，其间包括立夏、小满、芒种、夏至、小暑、大暑六个节气。四季中，夏季是阳气最盛的季节，此时对于人体来说，也是新陈代谢最旺盛的时候，人体阳气向外发散，伏阴潜藏在内，气血运行亦相应地旺盛起来，血液多集中于体表。夏季养生的基本原则即在盛夏防暑邪、在长夏防湿邪，同时要注意保护人体的阳气。

夏季气候特征

　　夏季是一年中气温最高的季节，也是一年中天气变化最剧烈、最复杂的时期，既有内陆地区的干燥酷热，又有沿海地区的潮湿闷热。夏季因地域、干湿环境的不同，或炎热干燥，或湿热多雨。

夏季气候的特点

　　中国夏季高温多雨，大部分降雨集中在此时。据统计，在某个时期内，北京全年降水量约为570毫米，而夏季降水量达423毫米，占全年降水量的74%。7月下旬和8月上旬常常是大雨和暴雨的集中期。各种灾害性现象，如冰雹、雷雨、洪涝、干旱、台风等也多发生在夏季。

夏季气候与生命的关系

　　在夏季，生物的生命活动大多开始旺盛。充足的光照和适宜的温度提供了生物生长所需的必要条件，病菌繁殖快，蚊虫活跃，易引发各种传染疾病。

夏季为何易上心火

　　中医认为，心的地位高于脑，主管情感、意识，有心神之称。心神要潜藏在心血里，是以心血之阴，敛心神之阳，要防止它变成心火，浮越出去。

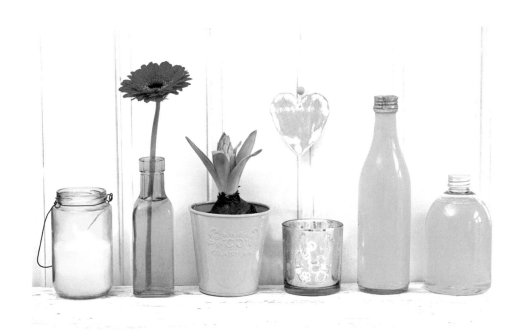

夏季是一年中阳气最旺的季节，高温会影响人体内的阴阳平衡，使人火气大、情绪焦躁。中医认为心气与夏气相通，心主火，而夏季又主热，火与热两者同气相求，心火就会上炎，出现一些火热的症状。同时，由于夏季也是新陈代谢最旺盛的季节，体内消耗的能量多，血液循环加快，出汗也多，心脏负担加重，易耗伤心气，从而引发心火，表现出心火过旺的各种症状。

心火过旺有哪些表现

心火旺盛一般会出现口腔溃疡、多梦、急躁、小便赤黄、便秘等症状；儿童可表现多动、烦、急、不安等。此外，南方夏季湿热的天气也易导致人的脾胃湿气过重，如胃肠纳差、脚气等，给人体带来不适。心火过旺可分为实火、虚火两种。

实火多由邪热内蕴、痰火内郁或情志所伤、五志过极化火而致，主要表现为反复口腔溃疡、口干、小便短赤、大便秘结、面赤、发热、舌红绛、苔黄、脉滑数、心烦易怒等症状。

虚火多因劳累过度、耗伤心之阴血、阴阳失衡、阳气偏亢所致，主要表现为易疲劳、形体消瘦、低热、盗汗、心烦、口干、大便干结、小便短黄、舌红、舌苔少、脉细数等症状。

❧ 心火过旺易导致哪些疾病

心火过旺易使人情绪波动，烦躁易怒，严重影响睡眠质量，机体的消耗增大，胃肠动力降低，食欲减退。在高温环境下，人体会因出汗多而导致体内必需的微量元素流失和电解质失衡。心火过旺易引发心悸、失眠、多梦、牙痛、口腔溃疡等疾病。

❧ 孩子心火过旺有哪些表现

夏季一些孩子会出现不易入睡、入睡后睡不安稳的情况。如果孩子平时睡觉有规律，且睡眠质量良好，那可能是心火肝热所致。

▌心火肝热的症状

1.睡不安稳。对于心火肝热体质的孩子，其特征非常明显，就是会出现入睡困难，即使好不容易入睡，也会在后半夜出现睡不安稳或频繁变换睡姿和位置的情况；在睡觉过程中不仅易出汗，还会出现打呼噜、咬牙、做梦，并受梦境惊吓而醒。

2.怕热，踢被子。心火肝热的孩子特别怕热，在睡着时很容易踢被子、掀衣服。对于有生活自理能力的孩子，他们在睡到半夜时会自己把衣服脱掉。

3.性急，暴躁。受心火过旺、心火上炎的影响，孩子性格比较急躁，易发脾气。

4.舌红、掌红。有心火肝热体质的孩子，可观察到舌、嘴唇偏红，甚至掌心都偏红，且有口臭、大便秘结等，同时，此类孩子还比较挑食、偏食。

▌应对措施

可给孩子煎煮以下具有清心平肝效果的茶疗方，能有效清除心火、疏肝理气。

六一散茅根茶	材料：六一散20克、茅根30克。
	做法：将其放入沸水锅中煎煮后，倒出晾凉，当凉茶喝。
	功效：可清暑气。

钩藤淡竹叶茶	材料：钩藤、淡竹叶各10克。
	做法：将其放入沸水锅中煎煮后，倒出晾凉，当凉茶喝。
	功效：可清心平肝、调养肠胃。

恰当饮食防心火

苦味食物入心经而降泄心火

解密苦味食物降心火的原理，所谓"苦入心"，是指苦味食物可入心经而降泄心火。而现代研究也证明，苦味食物确有这样的奇效，因为苦味食物，如莴笋、芹菜、生菜、芥蓝、苦瓜、苣荬、萝卜叶、百合、白果、杏仁等，不仅含有丰富的生物碱、氨基酸及维生素等，还具有消暑、退热、除烦、提神的作用。此外，茶叶、咖啡、啤酒等带有苦味的饮料也有类似的作用。夏季去心火，"明星食材"推荐见下表。

夏季去心火"明星食材"推荐

推荐食材	祛火理由	备注
牛奶	牛奶性微寒，具有滋阴、解热毒、去心火的作用，且牛奶中含有多达70%左右的水分，能够补充因夏季大量出汗所损失的水分	不要将牛奶放入冰箱中冻成冰块食用，会破坏牛奶中的营养成分
草莓	草莓性平，味酸、甘，能清暑、解热、除烦	要清洗干净
西瓜	西瓜性凉，味甘甜，适当多吃可去心火，避免因天气炎热而导致心烦意乱。同时，西瓜中含有丰富的钾盐，能弥补因出汗所致的体内钾盐缺乏	西瓜放入冰箱不要超过3小时
大豆	大豆不仅具有滋阴、去心火的作用，还能补充因高温而致的大量蛋白质消耗	烹煮前要浸泡，以提高营养吸收率
番茄	番茄不仅营养丰富，而且还具有清热解毒、清心祛火的作用	要熟透才能吃
莲子	《本草纲目》记载莲子"清心去热""除烦热、清心火、养心安神"，对于心火内炽所致的烦躁不眠具有较好的效果	烹煮前要浸泡

由于夏季心火当令，大多数人会心火过旺而肾气不足，因此夏季应多吃具有降泄心火的苦味食物，这样心火去除，心神自然会安稳下来。

吃苦味食物的注意事项：吃苦味食物虽能让你远离心火困扰，但也不可吃得过多或长期食用，否则极易损伤脾胃，引起恶心等不良反应。同时，由于苦味食物能够化燥伤阴，会损伤人体阴液，消瘦、手足心热、午后低热、夜间盗汗等阴虚体质者及老人应慎食具有清苦降火作用的食物及茶叶。

▌去心火的健康饮食法

适当吃些清淡寒凉的食物。夏季宜食梨、西瓜、荸荠、苹果、柚子等新鲜可口、清淡寒凉的应季蔬菜和时令水果。还可吃些莲子汤、荷叶粥、豆浆、玉米糊、绿豆粥等汤羹，有助于消渴生津、清热解暑。

适量吃些酸性食物。夏季可吃些含有醋酸、柠檬酸、酒石酸、苹果酸的食物，如番茄、柠檬、草莓、葡萄、山楂、芒果、猕猴桃等水果及酸奶等，可敛汗去湿、生津解渴、健脾开胃、杀菌防病、增强胃液杀菌能力，并提高人体对钙、磷等元素的吸收能力。

适量吃些清热利湿的食物。炎热的夏季，吃一些清热的食物，如西瓜、苦瓜、鲜桃、乌梅、草莓、番茄、绿豆、黄瓜，可消除炎热，降低体温，去心火。

要适当补充维生素。维生素能够提高人体的耐热能力，增强体力，可适当多吃富含维生素B_1、维生素B_2、维生素C、维生素A、维生素E等的食物。富含B族维生素的食物有粮谷类、豆类、动物肝脏、瘦肉、蛋类等；富含维生素C的食物有番茄、西瓜、杨梅、甜瓜、桃、李子等。

增加水分的摄入。适当多喝水不仅能够补充体内失去的水分，还能解渴、降低体温、去心火。但在饮水时要注意少量、多次饮用，这样不仅能够使机体排汗减慢，减少人体水分蒸发量，还能避免水中毒。

另外，在一年中，夏季血液黏稠度很高，尤其是老人。因为夏季出汗多，血液流动缓慢，导致机体组织获得的氧气和营养减少；血液黏稠度高到一定程度后，就会出现血液凝集块，造成血管栓塞，引发缺血性心脑血管疾病。因此，夏季主动饮水特别重要。一般来说，一天中有4～5个最佳饮水时间，如清晨起床后、上午10点左右、下午4点左右、每天睡前1小时等。在这些时刻，即使不渴也要喝一点水。

▋远离热性食物

　　并不是所有的水果都有生津止渴、清降心火的作用，有些水果为热性水果，如荔枝、橘子、菠萝、桂圆、石榴等，多吃反而会增加心火。

　　值得推荐的降心火中药：心火旺者可常喝竹叶、甘草、灯心草、黄连、莲子心、生地黄、麦冬煮成的茶饮，具有清心泻火的作用；对有低热、盗汗、心悸心烦、失眠健忘、口干、舌尖红等虚火症状者应食用莲子大米粥，或者用生地黄、麦冬、五味子各适量泡茶饮服；对有反复性口腔溃疡、口干、心烦易怒、舌尖红等实火症状者，可服用导赤散或牛黄清心丸。

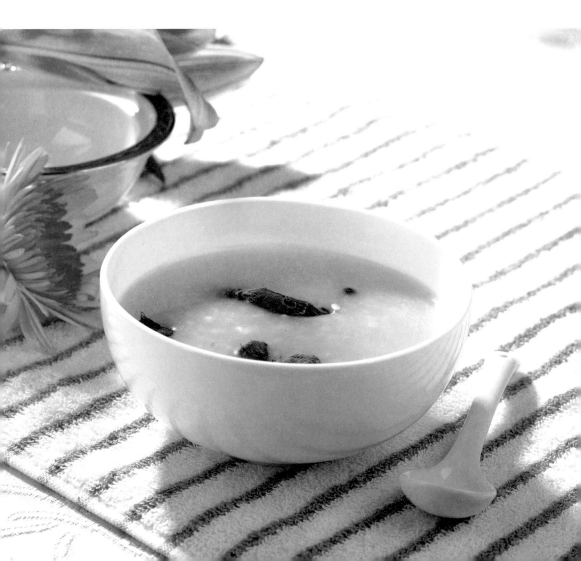

:: 黄瓜炒肉片

材料 猪五花肉片250克、黄瓜300克、水发黑木耳20克。

调料 鸡汤、辣椒酱、盐、淀粉、酱油、葱丝、姜片、蒜片、植物油。

做法 1. 猪五花肉片加盐、酱油、淀粉，拌匀；黄瓜洗净，切片；水发黑木耳洗净，去蒂，撕成小朵；酱油、盐、淀粉、鸡汤兑成味汁。

2. 锅内倒入植物油烧热，将猪五花肉片滑散，加姜片、蒜片、葱丝、辣椒酱、黄瓜片、黑木耳，翻炒片刻，倒入味汁，炒至入味即可。

:: 苦瓜炒猪肝

材料 苦瓜200克、鲜猪肝250克。

调料 蒜片、料酒、酱油、盐、味精、植物油。

做法 1. 苦瓜洗净，去瓤，加盐腌渍5分钟，沥干水分，切片。

2. 猪肝洗净，切薄片，加料酒、盐腌渍10分钟，用沸水汆一下，捞出沥干。

3. 锅置火上，倒入植物油烧至七成热，放入苦瓜片稍炒，放入酱油、料酒，并倒入猪肝片翻炒，加入少许味精、蒜片，翻炒至熟而入味即可。

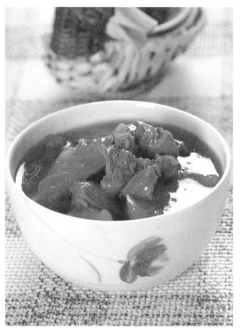
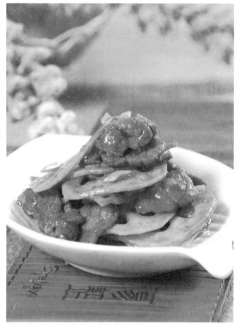

:: 番茄烧牛腩

〔材料〕牛腩300克、番茄100克。

〔调料〕花椒粒、大料、盐、酱油。

〔做法〕1.牛腩洗净，切块，用沸水余一下；番茄洗净，切块。

2.锅内倒水烧热，放入牛腩块炖至半熟，撇去浮沫，放入花椒粒、大料、酱油，用小火炖1.5小时至牛腩快熟烂；将番茄块放入锅内，加入适量盐，炖至牛腩块入味即可。

:: 藕片炒肉

〔材料〕藕200克、猪瘦肉100克。

〔调料〕葱末、姜末、盐、白糖、醋、鸡精、酱油、植物油。

〔做法〕1.藕刮皮，洗净，切成薄片；猪瘦肉洗净，切片。

2.锅中倒入植物油烧热，炒香葱、姜末，放入猪瘦肉片，炒至变色，加酱油翻炒片刻，放入藕片，并加入适量白糖、盐炒匀，待藕片炒熟后加入少量醋、鸡精调味即可。

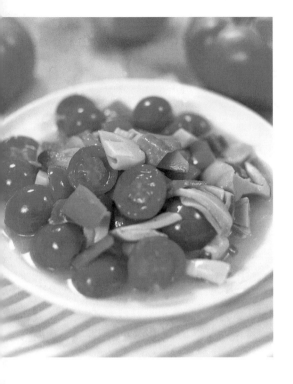

:: 番茄草菇

【材料】 小番茄150克、草菇200克、柿子椒少许。

【调料】 料酒、酱油、白糖、盐、水淀粉、味精、植物油。

【做法】 1. 小番茄洗净，切成两半；草菇洗净，切成两半，焯水，捞出；柿子椒洗净，去蒂和子，切片。

2. 锅置火上，倒入植物油烧热，放入草菇块、料酒、酱油翻炒，放入番茄块炒至将熟，放入柿子椒片翻炒至熟，加白糖、盐、味精调味，用水淀粉勾芡即可。

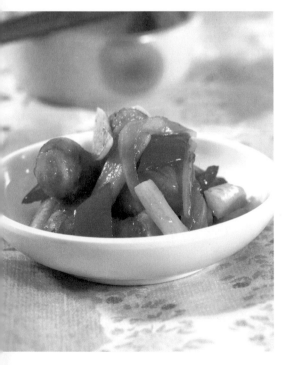

:: 芦笋虾仁

【材料】 虾仁400克、芦笋200克、洋葱丝50克、红椒1/2个。

【调料】 蒜片、蚝油、酱油、料酒、盐、味精、植物油。

【做法】 1. 虾仁洗净，去除沙线；芦笋洗净，去皮，切段；红椒洗净，去蒂、子，切片。

2. 锅内倒入植物油烧热，放入洋葱丝、蒜片、红椒片炒香；加入虾仁、芦笋段、酱油、蚝油、料酒、盐、味精，大火快速炒熟即可。

:: 肉片豆腐汤

〔材料〕 猪瘦肉150克、豆腐300克、香菜
段少许。

〔调料〕 淀粉、葱末、姜末、高汤、香
油、盐、鸡精、植物油。

〔做法〕 1.猪瘦肉洗净，切片，加淀粉搅
匀；豆腐洗净，切片。

2.锅内倒入植物油烧热，下葱
末、姜末炝锅，放入豆腐片、高
汤、盐、鸡精，再放入猪瘦肉片
烧至变色成熟，撇去浮沫，淋上
香油，撒少许香菜段即可。

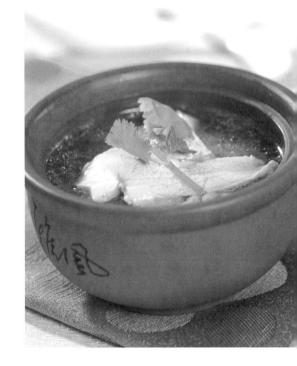

:: 莲藕粥

〔材料〕 大米500克、藕75克、鸡蛋2个。

〔调料〕 葱末、姜片、盐、味精。

〔做法〕 1.大米洗净，在清水中浸泡片
刻；藕去皮，洗净，切成长3厘米
的丝，泡入清水中；鸡蛋磕入碗
中，打散成蛋液。

2.锅内倒水烧沸，放入藕丝和大
米同煮成粥，淋入鸡蛋液，搅匀。

3.食用时放入葱末、姜片、盐和
味精调味即可。

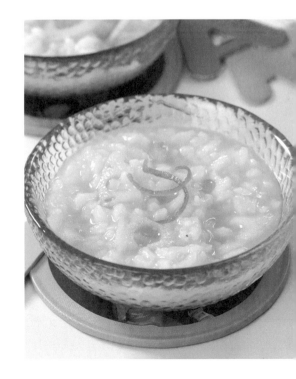

秋季肺气重，滋阴平补润肺燥

立秋标志着秋季的开始。此后，气温开始降低，空气中的湿度也随之下降。由于人体的生理活动与自然环境密切相关，秋季人体内阴阳也随之发生改变。秋季处于阳消阴长的过渡阶段。秋季的特点是由热转寒、阳消阴长，因此秋季养生保健必须遵循"养收"的原则，其中，饮食保健当以润燥益气为中心，以养肺健脾为主要内容，以清润甘酸为大法，以寒凉调配为要诀。

秋季气候特征

秋季是一年当中的第三个季节，包括了立秋、处暑、白露、秋分、寒露、霜降六个节气。

相对于夏季来说，秋季天气的变化更加明显。气温明显下降，雨水减少，风沙较大。早晚温差幅度增大，中午气温较高，紫外线强烈，下午2~3点紫外线最强。受地理位置影响，不同地区会分别出现阴冷多雨或干燥凉爽的气候特点。

秋季为何易上肺火

秋季风沙大，空气干燥，特别是北方，天气渐冷，人们的胃口渐好，油性食物增多，人们会想吃一些肥厚解馋的东西，民间俗称"贴秋膘"。这些热量高的食物是上火的原因之一。

秋季属金，肺在五行中也属金。秋天是肺容易出问题的季节，而秋燥也最易伤肺。因此，秋天肺火会重，易导致肺部疾病。

另外，情绪的波动过大、受凉、伤风、嗜烟酒，过多食用葱、姜、蒜、辣椒、芥末等辛辣食物，以及贪食羊肉、狗肉等肥腻食物等都会使肺火加重。

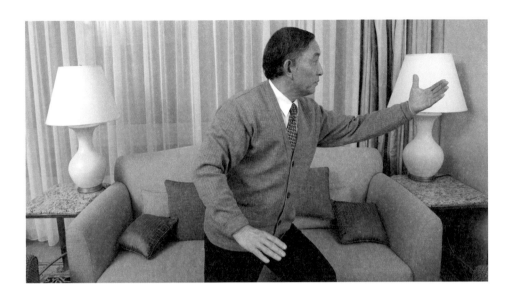

肺火过旺有哪些表现

秋季肺火过旺主要表现为：身体发热，头晕；咳嗽无痰或痰黏黄，干咳时间较长，有时会出现痰中带血；潮热盗汗，手足心热；午后两颧发红，并伴有失眠、口干、咽喉发燥肿痛、声音嘶哑、舌红嫩；鼻及鼻腔干燥，生疮；肺部不爽，憋闷；大小便短频等症状。

▍秋季易被"寒包火"困扰

何谓"寒包火"？秋季天气忽冷忽热，如果躲在冷气房里吹冷气，吃寒凉食物，穿得又少，就会导致人体内的阳气外泄，抵抗力下降，再加上周围温度越低，人体内热就会越重，从内部侵害人体，影响人体器官各种功能的正常运作，扰乱人体的内在平衡，以致患上表寒里热型感冒。而晚秋天气较凉时，人们可能大多数会开暖气，这样非常容易使冷空气顺着出汗后张开的毛孔侵入人体内，容易诱发感冒。另外，压力大，生活节奏快，饮食不规律，运动少，过多难以消化的食物停留在人体内，久不排出，形成积热，这就是"火"。

▍"寒包火"感冒的症状

"寒包火"是典型的内热蕴于肺胃而外寒束表，"寒包火"感冒的症状有恶寒、发热、高热、头痛、咽部干痛、咳嗽少痰等。

▌“寒包火”感冒的防治措施

从“寒包火”感冒的病因及症状可以得出食疗方案，即在进行散寒解表的同时，还需要清热解毒、去肺火。可适当多饮梨汁、鲜苇根汁等能够入肺经、去肺火的饮品。

在用药上应服用感冒合剂、清热解毒口服液等感冒药，要避免选择正柴胡颗粒等风寒型感冒药，以及银翘解毒丸、清开灵口服液等风热型感冒药。

平时要少吃油腻、辛辣、黏滞食物，要规律饮食、及时排便，以防止体内产生毒火，还应注意防止乍冷乍热情况的出现，适量增减衣服，但不要频繁更换衣服。

肺火过旺易导致哪些疾病

秋季天气多变，肺火易上炎，一些呼吸系统疾病如伤风感冒、慢性支气管炎、急性或复发性哮喘等症时有出现，各种肠道疾病、胃病、脑卒中也逐渐进入高发时期。同时，由于人的抗病能力下降，一些慢性病随气温降低而加重。秋季白天变短会触及生物钟调节机制，甚至引发精神性疾病。此外，还有一些人对季节变换很敏感，容易受季节影响而诱发不良情绪、消极心理。①肠道传染病。有霍乱、伤寒、痢疾等，这类疾病经“粪—口”途径传播。通常是由于细菌或病毒污染了手、饮水、餐具或食物等。②呼吸道传染病。有流感、军团菌病、肺结核病等。这类传染病是由细菌和病毒通过空气传播或通过灰尘中细菌或病毒的飞沫经呼吸道进入人体后导致发病。③虫媒传染病。有乙脑、疟疾、登革热、流行性出血热等。这类传染病是通过一些昆虫媒介，如蚊、螨、虱子、跳蚤等叮咬人体后传播。昆虫先叮咬患者，然后再叮咬健康人，导致发病。

恰当饮食防肺火

▌利用腹泻清除肺火

肺经与大肠经相表里，大肠经的邪气极易进入肺经，肺经的邪气也极易表现在大肠经，因此可以用腹泻的方式来清理肺部的火气。

肺经是怎样联系大肠经的？虽然表面上看，肺部和大肠相距较远，其实两者有着非常密切的联系——肺经负责运化空气，大肠经在人体中负责传给食物。肺经由胃中脘的中焦，向下与大肠进行联系，大肠反馈信息上行，最终又到达肺。肺经与大肠经之间的联系还包括喉部横出腋下的中府穴和云门穴，寸口的经渠穴和太渊穴。其他支脉之间的联系由列缺穴向食指内侧延伸，最终与手阳明大肠经相连。可见息息相关的人体经络，是连接肺与大肠的通路。

肺与大肠相互影响。肺经主气，可节制全身的气，而起传导功能的大肠必须接受肺气和肺中的水液，才可完成自身的功能。假若肺或者大肠其中一方受到疾病的侵袭，都可导致太阴肺经气的流通受到阻碍，从而导致各种病变。

肺火旺者应如何面对腹泻？大多数人发现自己腹泻，就会以为患病了，然后急忙服用止泻药，结果反而加重了身体的不适，甚至会诱发其他严重病症，这是因为盲目地服用止泻药制止了身体必要的自我调节。

如果大肠之气闭塞不通，便会上逆而导致咳嗽、气喘等肺部病症。因此，如果大肠气机畅通了，对于肺部疾病的恢复有很好的促进作用。

而通过腹泻来清肺火就是一个经常发生的自我运行、调节的情况。

▎消除便秘清肺火

肺火是由大便积累所致，便秘会使粪便长时间滞留在体内无法排出，从而导致人体浊气上升，扰乱人体健康，严重的还会造成气血逆乱、脏腑功能失调，从而诱发各种疾病。再加上人体本身在进行新陈代谢时所产生的毒素在体内会越积越多，若不及时清除，会导致慢性中毒，最明显的表现就是上火和衰老。

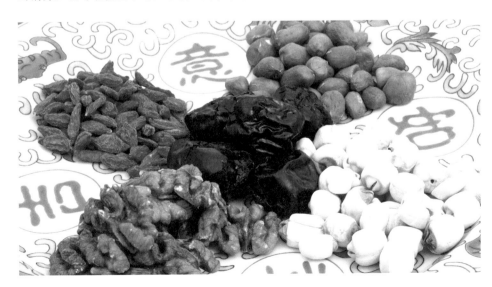

通大便清火气的饮食措施在于正常排便不仅能够促进人体新陈代谢，排出体内毒素和废物，还能清肺火，下面就为那些为肺火所困扰的便秘者提供几个通便的小方法。

1.多喝水。多喝水可使肠腔内有充足的水分，以软化大便，但喝水也是有讲究的，便秘者应大口喝水，吞咽速度也要加快，这样水就能尽快地到达结肠，刺激肠蠕动，改善便秘。

不要小口喝水，这种饮水法导致水流速度较慢，而产生小便。

2.多吃高纤维食物。膳食纤维有很强的吸水性，吸水后粪便可膨胀数倍，使大便变松、变软，同时加速肠道的蠕动，促进排便。富含膳食纤维的食物有玉米、胡萝卜、四季豆、豌豆等。

3.多吃清肺火的药食。多吃能够入肺经、清肺火的药食，如萝卜、银耳、梨、甘蔗、柿子、柑橘等食物和五仁汤等药物。

▌滋肺养胃——上班族必须注意

随着社会的发展，生活节奏的加快，上班族的压力也越来越大，工作也越来越忙碌，导致饮食不规律，常常是一天两顿，或随便吃点外餐，而外餐大多是煎炸辛咸食品，长此以往，胃和肠道将受到伤害，这会导致胃肠蠕动困难、胃胀，极易诱发急慢性胃炎、胃溃疡等病症。而过多食用煎、炸、辛、辣食品容易导致与大肠相表里的肺出现上火情况。

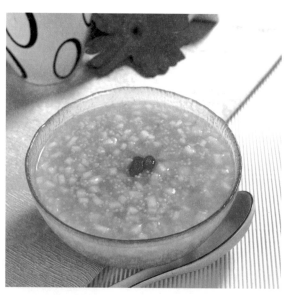

所以上班族调整饮食、养肠滋肺刻不容缓。下面就为你提供一些清肺火的小常识：

1.早餐应多吃牛奶、豆浆等营养丰富的食物，不适宜吃含有大量脂肪和胆固醇的食物，如油条、熏肉等。后者容易上火、不易消化。

2.午餐适宜吃肉类、禽蛋和豆制品等含有优质高蛋白的食物。有些上班族一忙起来，就会省去午餐。记住！这种陋习要不得，午餐一定要吃，因为午餐是一个人一天中补充营养和能量的关键。

3.晚餐应吃一些蛋白质、脂肪和胆固醇含量都很低的食物，切忌暴饮暴食，以免给身体增加负担，并产生火气。

4.平时多吃梨、荸荠、麦冬、莲藕、甘蔗等能够入肺经，清肺火的食物。

▌肺火旺盛者应多吃的食物

秋季气候渐冷，暑气渐消，人们的食欲也开始增强。此时要注意饮食平衡，主、副食的搭配及荤、素食品的搭配需合理，应遵循"养收"的原则。

宜食滋阴润燥的食物。秋天气候干燥，燥盛则消耗津液，应适当吃些芝麻、核桃、糯米、蜂蜜、乳品、梨、甘蔗、栗子、红枣、莲子、桂圆、百合、银耳、山药等具有滋润作用的食物。老年人还可多食米粥，以益胃生津。

吃些具有辛香气味的食物。秋季要避免积蓄各种湿热之气，带有辛香气味的食物有散发的功用。因此，可吃一些辛香气味的食物，如芹菜等。

多吃酸味食物。秋季多吃酸味食物可刺激人体内分泌更多的津液，从而起到减燥润肺的效果。可在饭菜中多加些醋，或吃些山楂、秋梨膏、柚子等。

需要注意的是，酸梅属于碱性，若过食会影响肠胃消化功能，引发溃疡。

适当服用清泻肺热的中药。如果是肺热郁闭，可在医师指导下服用通宣理肺丸、麻杏石甘草汤；如果是阴虚肺热，可服用养阴清肺口服液或者金果饮等。另外，还可服用具有清泻肺热作用的中药，如白薇、地骨皮等。

▌肺火旺盛者的饮食禁忌

少食刺激食物。秋季应尽量少吃刺激性强、辛辣、燥热的食物，如辣椒、葱、姜、蒜、韭菜等，以防止耗伤阴血津液，使口唇干燥的症状加重。

少吃寒性瓜果。秋季多吃水果不仅有益于健康，还能预防秋燥，但气候渐冷，寒性瓜果不宜多食，以免损伤脾胃的阳气。

忌食过于生冷的食物。秋季天气由热转凉，人体的生理代谢也相应地发生变化。此时，不宜吃过于生冷的食物，以免造成肠胃消化功能减弱，引发各种消化道疾患。

:: 栗子白菜

材料　栗子、白菜各200克。

调料　鸭汤、盐、味精、水淀粉。

做法　1. 白菜洗净，切条；栗子去壳，切成两半。

2. 锅置火上，倒入鸭汤，放入栗子块，用小火煨熟；放入白菜条，加入少许盐，白菜条熟后加味精调味，用水淀粉勾芡即可。

:: 圆白菜炒小虾

材料　圆白菜400克、小河虾100克。

调料　盐、味精、料酒、香油、葱段、姜片、酱油、干红辣椒段、植物油。

做法　1. 圆白菜洗净，用手撕成片；小河虾洗净，入沸水余烫一下，捞出，沥水。

2. 锅置火上，倒入植物油烧至五成热，炒香葱段、姜片，放入圆白菜片煸炒，烹入料酒、干红辣椒段，放入小河虾，炒至八成熟，加入盐，炒至熟，加味精调味，淋香油即可。

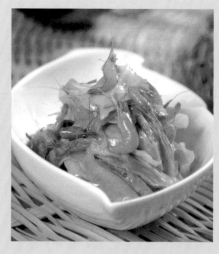

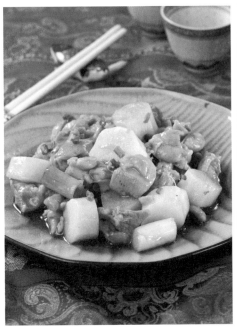

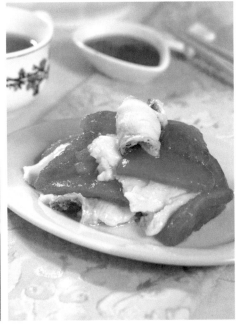

:: 山药炒子鸡

〔材料〕 子鸡肉250克、山药100克。

〔调料〕 植物油、料酒、酱油、淀粉、葱段、白糖、醋、香油、盐。

〔做法〕 1.子鸡肉洗净，切成小块，加盐、料酒、淀粉腌渍上浆；山药洗净，去皮，切段。

2.锅置火上，倒入植物油烧至五成热，煸香葱段，放入鸡块翻炒，再下入山药段、盐翻炒，加入酱油、白糖、醋，炒匀，加入适量清水，再大火煮熟，收汁，淋上香油即可。

:: 番茄炒鱼片

〔材料〕 鱼肉100克、番茄片200克。

〔调料〕 植物油、白糖、姜末、盐、淀粉。

〔做法〕 1.鱼肉洗净，切成片，用盐、姜末、淀粉腌渍片刻。

2.锅内倒入植物油，烧至二成热，下鱼肉片，翻炒至半熟，捞出，沥油。

3.炒锅内留底油烧热，下入番茄片，稍炒，再下入鱼片，待熟时放白糖，炒匀即可。

冬季肾易伤，固阳暖补养好肾

冬季包括立冬、小雪、大雪、冬至、小寒、大寒六个节气。冬季饮食养生的基本原则是要顺应体内阳气的潜藏，敛阳助阴。在饮食调配上，要适当增加一些厚味之品，不可食用生冷食物。

冬季气候特征

冬季是一年中第四个季节，包括立冬、小雪、大雪、冬至、小寒、大寒六个节气。在中国冬季的风产生于亚洲内陆，性质寒冷、干燥。寒冷干燥的西北或东北季风最先到达中国北方，很快就向南推进到江淮流域及以南地区，在冬季的风的影响下，大部分地区在冬季普遍降水少，气温低，昼夜温差大，万物进入冬眠期。北方则更为突出，最显著的特点是一次又一次冷空气的活动过程，随之而来的是较大的降温、大风和雨雪天气，这些天气变化给人体健康带来了不少隐患。

冬季为何易上肾火

中医理论认为，肾对应五行中的水，是水脏，对应的季节是冬季。而冬季为水运，水在天为寒、在脏为肾，寒与肾相应，最易耗伤肾的阳气。冬季肾火正旺，应以调养肾气为主，肾火多为阴虚火旺的虚证。虚火是表面有火，但其内在的能量并不足。人体是一个阴阳平衡的整体，如果阴阳失调，便会出现各种不适症状。

冬季"交九"之后，体内阴盛极，阳始生，体之阴阳根之于肾，因此，数九寒天的摄生即调摄肾之阴阳。《饮膳正要》指出："冬气寒，宜食黍，以热性治其寒。"也就是说，冬季应该适当地增加能够温肾壮阳、滋补肾阴的食品。

❧ 肾火过旺有哪些表现

当肾阴亏欠，有肾虚火时，主要表现为，头晕目眩、面赤颧红、耳鸣耳聋、骨蒸潮热盗汗、头发脱落、牙齿松动或疼痛，尤其夜间疼得厉害但牙龈不肿，或有反复发作的口腔溃疡、舌红无苔、失眠、口干舌燥、五心烦热、健忘少寐、尿路感染、小便黄如茶、形体消瘦、腰腿酸痛或胫骨痛、性欲妄动症状、足跟痛及遗精等。当下焦有火（下焦指肝、肾、膀胱、大小肠部位）时，可导致大便干、小便少且黄赤、浑浊有味、阴部时痒，妇女白带多，甚至带黄。

❧ 肾火过旺易导致哪些疾病

冬季人体容易肾火过旺，无形中加重了肾脏的负担，容易导致肾脏病、遗尿、尿失禁、水肿、阳痿等疾病。同时，还会伴有骨质疏松症。由于人体的免疫力降低，又会引发其他方面的疾病，因肾虚火旺导致的疾病主要有以下几种：①呼吸道疾病。冬季寒冷干燥，呼吸道适应能力减弱，容易导致细菌、病毒感染疾病的发生。②心脑血管病。寒冷导致人体血管收缩，血压增高，供血不足，极易诱发心脏病、脑血管疾病。③骨关节疾病。冬季环境湿冷，尤其是中国南方更加湿冷，腰椎、脊椎、膝关节、髋关节等骨关节炎极易复发。④皮肤病。冬季寒冷，使得血管收缩，表皮血液循环减弱，对皮肤的营养供给相对减少。同时，由于冬季湿度小、气压高、风大，皮肤经常会变得粗糙干燥，皮肤瘙痒症时有发生。

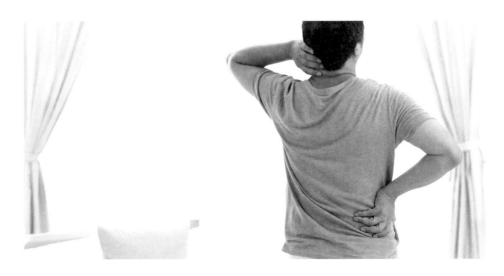

❧ 恰当饮食防肾火

绿 豆	性寒，能清热利水，对发热、尿闭、尿痛的人有利尿解热的功效
黑大豆	《本草纲目》云："治肾病，利水下气，制诸风热。"能活血、利水、祛风、解毒，善治水肿浮肿之病
豇豆、蚕豆	既能补脾胃，又可补肾。《医林纂要》称它能"渗水，利小便，升清降浊"
四季豆	能清热、利尿、消肿。肾炎浮肿尿少者宜多食
冬 瓜	具有利尿和活络肾脏的功能
莴 笋	多吃莴笋能提高血管张力，促进利尿。莴笋所含的钾盐，能促进水和电解质的平衡，又有利于排尿
山 药	性平、味甘，有良好的补益脾肾的作用

同时，肾阴虚者应忌食荸荠、柿子、生萝卜、生菜瓜、生黄瓜、生地瓜、西瓜、甜瓜、洋葱、辣椒、芥菜、丁香、茴香、胡椒、薄荷、莼菜、盐、酱、白酒等，且要戒烟。

▌自汗、盗汗者的清肾火饮食方案

自汗表现为白天不活动则无故出汗、动则出汗更多，多属于气虚不固，患者还会出现易感冒、体倦乏力、面色少华、舌苔薄白等症状；盗汗表现为夜间入睡后自觉汗出，醒后汗自止，多属于阴虚内热，患者还会出现手足心热、心烦口干、舌红少苔等症状。

值得推荐的食材主食：粳米、糯米、小米、黄米、大麦、小麦、莜麦等。

肉、蛋奶：鸡肉、牛肉、兔肉、猪肚、猪肉、甲鱼、青鱼等。

蔬菜：山药、土豆、南瓜、胡萝卜、香菇、木耳、番茄、菠菜等。

水果：葡萄、荔枝、甘蔗、桃子等。

干果：栗子、莲子、榛子、红枣等干果类食品。

应禁忌的食物。自汗者应忌吃破气耗气、生冷性凉、油腻厚味、辛辣的食物，如苦瓜、菜瓜、海带、鸭、黑鱼、鱿鱼等；盗汗者应忌吃胡椒、肉桂、狗肉、羊肉、雀肉等辛温助热的食物。

▌肾火旺盛者的保健食物

冬季应注意科学合理地饮食，可提高人体免疫功能，调节人体内分泌，从而有效预防肾火，并达到祛病延年的作用。

多吃温性、热性可温补肾阳的食物，调理机体。这些食物主要包括：粳米、籼米、玉米、小麦、黄豆、韭菜、香菜、大蒜、萝卜、羊肉、牛肉、鸡肉、鲤鱼、带鱼、虾、橘子、椰子、菠萝等。此外，还可食用炖母鸡、精瘦肉、蹄筋等食物，增强体质。

多补充富含蛋氨酸、矿物质及钙的食物，以增强机体的御寒能力。芝麻、葵花子、酵母、乳制品、叶类蔬菜等食物中富含蛋氨酸；同时，根茎类蔬菜如胡萝卜、百合、山芋、藕及青菜、大白菜等食物富含矿物质。此外，多补充钙也可提高机体御寒能力。含钙较多的食物包括牛奶、豆制品、虾皮、海带、发菜、芝麻酱等。

多补充热源食物。冬季气候寒冷，应注意增加热能的供给，多吃碳水化合物、脂肪、蛋白质等热源食物，特别宜食富含优质蛋白质的食物，如瘦肉、鸡鸭肉、鸡蛋、鱼、牛奶、豆制品等。

多吃些富含维生素的食物。冬季饮食中要注意补充维生素B_2、维生素A、维生素C，以防口角炎、唇炎、舌炎等疾病的发生。动物肝脏、鸡蛋、牛奶、豆类等食物中富含维生素B_2；富含维生素A的食物包括动物肝脏、胡萝卜、南瓜、红心红薯等食物；维生素C主要存在于蔬菜中。

多吃具有滋阴降火作用的食物。适当多吃银耳、黑木耳、百合、山药、黑芝麻等补益滋阴的食物。

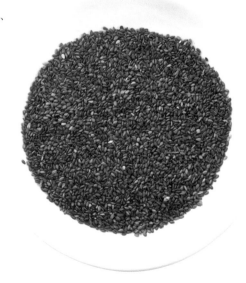

:: 糖醋炝圆白菜

材料 圆白菜300克。

调料 植物油、干红辣椒段、花椒粒、盐、白糖、醋、水淀粉。

做法 1.圆白菜洗净，去除茎部，切成菱形块。

2.将盐、白糖、醋、水淀粉兑成味汁。

3.锅内倒入植物油烧至五成热，放入干红辣椒段、花椒粒炸香，再放入圆白菜块，炒至断生，放入味汁勾芡即可。

:: 圆白菜炒鸡蛋

材料 圆白菜叶2片、鸡蛋3个。

调料 植物油、葱末、盐、味精、淀粉。

做法 1.圆白菜叶洗净，剁碎；鸡蛋打散，加葱末、盐、味精、淀粉，搅匀。

2.锅内倒入植物油烧热，放入圆白菜末，快炒至熟软，盛出，放入已打散的鸡蛋液内，搅拌均匀。

3.另起油锅，倒入圆白菜蛋汁，用小火煎至两面皆金黄即可。

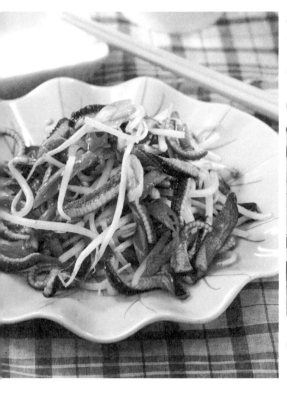 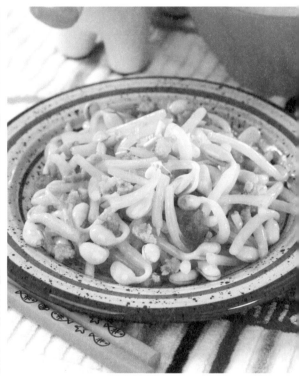

:: 绿豆芽炒鳝丝

（材料） 净鳝鱼250克、绿豆芽200克。

（调料） 植物油、盐、味精、白糖、姜片、红椒丝、葱丝、葱段。

（做法） 1.鳝鱼洗净，用刀背将鳝鱼肉略拍松，切成丝，放入有姜片、葱段的沸水中，汆一下除去腥味；绿豆芽择洗净，沥水。

2.锅内倒适量植物油，烧至五成热，炒香红椒丝、葱丝，放入绿豆芽，煸炒，然后放入鳝丝，翻炒，加盐、味精、白糖调味即可。

:: 肉末炒豆芽

（材料） 黄豆芽200克、猪五花肉100克。

（调料） 植物油、姜末、葱末、高汤、料酒、白醋、盐。

（做法） 1.黄豆芽洗净，用沸水焯一下，沥干；猪五花肉洗净，去掉表层的白色肥肉，切末。

2.炒锅置火上，倒入植物油烧至五成热，炒香姜末，下猪五花肉末翻炒，放入黄豆芽、盐、料酒、白醋翻炒均匀，加入高汤，稍煮片刻，入味后，关火，放入葱末炒匀即可。

:: 双椒炒排骨

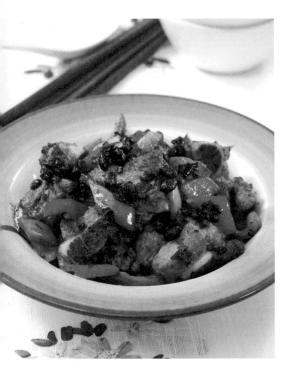

[材料] 猪排骨300克，青尖椒片、红尖椒
片各50克。

[调料] 植物油、腌料（姜片、葱花、
盐、料酒、胡椒粉、生抽）、老
干妈香辣酱、白糖、味精。

[做法] 1.猪排骨洗净，剁段，加腌料，
腌渍入味，拣去姜片、葱花。
2.锅内倒入植物油，烧至五成热，
放排骨段，翻炒至熟，倒入青红
尖椒片，加适量老干妈香辣酱、
白糖、味精，翻炒均匀即可。

:: 菠萝炒鸡片

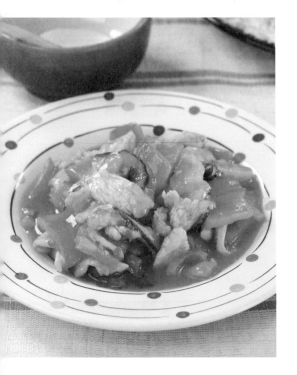

[材料] 菠萝150克、鸡脯肉200克、黄瓜
10克、红椒1个。

[调料] 植物油、白糖、番茄酱、醋、香
油、料酒、盐、淀粉、水淀粉。

[做法] 1.菠萝去皮，用淡盐水泡10分
钟，切成片；鸡脯肉洗净，切成
片，加入料酒、盐、淀粉腌渍入
味；黄瓜洗净，切片；红椒去
蒂、子，洗净，切片。
2.油锅烧热，放入鸡片，翻炒
变色，放黄瓜片、红椒片、菠萝
片、白糖、番茄酱、醋、盐，炒
匀，用水淀粉勾芡，淋香油即可。

:: 杏仁牛奶芝麻粥

〔材料〕 杏仁、糯米各50克，核桃仁30克，黑、白芝麻各20克，枸杞子少许，牛奶适量。

〔调料〕 冰糖。

〔做法〕 1. 糯米淘洗干净；枸杞子泡洗干净。

2. 将黑、白芝麻炒至微香。

3. 锅置火上，倒入适量水煮沸，倒入糯米煮沸后改小火熬煮，放入杏仁、核桃仁煮至八成熟，加入黑白芝麻、枸杞子、冰糖煮成粥，最后加入牛奶煮沸即可。

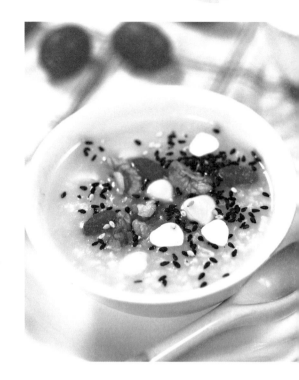

:: 黑木耳猪肝汤

〔材料〕 干黑木耳25克、鲜猪肝300克、红枣20克。

〔调料〕 姜片、盐、料酒。

〔做法〕 1. 黑木耳用清水泡发，洗净，去蒂，撕小朵。猪肝洗净，切片；红枣洗净，去核。

2. 汤锅内倒适量水烧沸，放入黑木耳、红枣和姜片，转中火煲1小时，加入猪肝片、料酒煮至熟透，加盐调味即可。

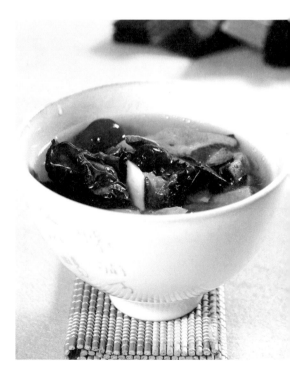

:: 冬瓜炖排骨

材料　猪排骨、冬瓜块各500克。

调料　姜片、大料、盐、胡椒粉、葱末、味精、料酒。

做法　1.猪排骨剁小块，焯掉水分，沥水；冬瓜去皮、瓤，切块。

2.锅中放入姜片、大料、料酒及适量水、排骨块，大火烧沸后改用小火炖1小时，放入冬瓜块再炖20分钟，捞出姜片、大料，加盐、胡椒粉、味精调味，撒上葱末即可。

:: 川贝雪梨猪肺汤

材料　猪肺300克、雪梨1个、川贝6克、枸杞子15克。

做法　1.猪肺洗净，切成块，放入沸水中余烫一下，捞出。川贝碾碎；雪梨洗净，去皮、核，切成小块；枸杞子洗净。

2.将猪肺块、碎川贝、枸杞子和雪梨块放入沙锅中，加入清水炖煮2小时即可。

:: 牛肉芹菜鸡蛋汤

材料　碎牛肉300克、芹菜丁100克、鸡蛋1个、番茄丁50克。

调料　料酒、盐、味精、胡椒粉、清汤。

做法　1.鸡蛋打入碗内搅成蛋液。

2.锅置火上，放入适量清汤，再放入碎牛肉，用大火煮沸，撇去浮沫，改成小火炖40分钟，加入芹菜丁、番茄丁、料酒炖煮30分钟。

3.将鸡蛋液淋入汤内，加入少许的盐、胡椒粉、味精调味即可。

:: 虫草人参乌鸡汤

材料　乌鸡1只、冬虫夏草5克、人参10克。

调料　盐、味精、料酒、大葱段、姜片、清汤。

做法　1.乌鸡处理干净，用沸水余烫一下，除去血污，沥干；冬虫夏草洗净，用温水浸泡。

2.取沙锅，放入乌鸡、人参、冬虫夏草及浸泡虫草的汁，加入料酒、大葱段、姜片和清汤，待大火烧沸后转小火煲2小时，加入适量盐、味精调味即可。

第三章

万药皆有三分毒，
健康营养用食补

补益气血

所谓"气为血之帅，血为气之母"，即气血相互滋生。气为人之精气，可以促进血液循环，同样，血液循环也可以运载气。气血充足，才能推动人体各个器官功能的正常运行；反之，气血不足则会导致人体器官功能减退，主要表现为面色无华、视物昏花、畏寒肢冷、头晕耳鸣、精神萎靡等。

推荐食谱

∷ 糖酒猪皮汤

适用人群： 适合阴虚之心烦、咽痛者食用，适合失血后的贫血、血友病、崩漏、大便下血者的辅助食疗与调养。

用法宜忌： 猪皮最好不要在晚餐时食用，容易增加血液黏度。脾胃功能差者少吃猪皮，以免造成消化不良。

【材料】 红糖50克、黄酒50毫升、新鲜猪皮100克。

【调料】 植物油、干红辣椒段、花椒粒、盐、白糖、醋、水淀粉。

【做法】 1. 将洗干净的猪皮切成细条，放入沙锅中，再加入500毫升清水及黄酒。

2. 先用大火煮至汤沸，再改用小火炖2小时，整个过程要经常加水，防止汤烧干。

:: 黄豆芽猪血汤

适用人群：适合于血虚头晕及缺铁性贫血的儿童、老人和妇女。

用法宜忌：豆芽不宜与猪肝同食；猪血不宜食用过多，以免增加体内的胆固醇；不宜
与黄豆同吃，否则会引起消化不良；忌与海带同食，容易导致便秘。

材料 黄豆芽、猪血各250克。

调料 植物油、姜末、蒜蓉、葱花、黄酒、味精、盐。

做法 1.将黄豆芽洗净，去根须；猪血切成小方块，用清水漂净，在沸水中略汆
备用。

2.锅内加少许植物油，烧至七成热，爆香蒜蓉、葱花、姜末，放猪血块并烹
入黄酒，加清水或鸡汤，用大火煮沸2~3分钟。

3.再放入黄豆芽煮熟，用味精、盐调味即可。

:: 兔肉补虚汤

适用人群：气血不足或营养不良、身体瘦弱、疲倦无力、饮食减少等症。

用法宜忌：佐餐用；饮汤食肉。兔肉不宜与芥菜同食。

材料 兔肉120克，党参、山药片、红枣各30克，枸杞子15克。

调料 盐。

做法 1.将鲜兔肉洗净，切块。

2.兔肉放入沙锅中，加入诸药，加适量水煮至肉熟透，加入盐即可。

:: 四物鸡汤

适用人群：适合少女及更年期妇女有气血亏虚者，兼有肝气不舒者亦可食用。

用法宜忌：阳衰虚寒者不宜单独应用白芍。熟地宜与健脾胃药如陈皮、砂仁等同用，
熟地可用于止血。

材料 当归、炒白芍各10克，熟地50克，川芎25克，鸡肉450克。

调料 盐。

做法 1.将鸡肉切块，汆烫，捞起，冲净后放锅内，加入5碗水。

2.将所有药材放入锅内，先用大火煮沸，再转小火慢炖30分钟，加盐调味即可。

∷ 豆腐山药猪血汤

适用人群：适用于妇女产后贫血者，也可用于孕妇孕中期养血安胎。

用法宜忌：饮汤，食用猪血块和山药。15日为1个疗程。

材料 豆腐250克，新鲜猪血200克，鲜山药100克，红枣10颗。

调料 香油、盐、鸡精、胡椒粉、姜末、葱花。

做法 1. 将红枣洗净，用刀背拍裂后浸泡于温水中，泡软时去核，切成两半；山药洗净，切成块。

2. 将豆腐与猪血切块，锅里放入适量清水，将猪血块用沸水烫至变色。

3. 红枣放入锅中，加满水，用大火煮沸，转小火熬15分钟，放入猪血块、山药及豆腐块，大火再次煮沸时加盐、胡椒粉、姜末调味。

4. 继续煮20分钟后加入葱花、鸡精、香油调味即可。

∷ 补益鸡

适用人群：适用于气短无力、肌肉不丰、食欲不振、胃腹账痛等症；或病后体弱、精力未复者。

用法宜忌：空腹服食适量，以少吃多餐为宜。人参有兴奋中枢神经的作用，失眠患者不宜服用，否则会加重病情。

材料 老母鸡1只、人参10克、小茴香15克、花椒6克。

调料 酱油、甜酒。

做法 1. 老母鸡去毛、肠杂，洗净备用。

2. 将人参切片，花椒去蒂，研末，与小茴香、甜酒、酱油拌匀。

3. 将拌好的药料填入鸡肚内，放瓦钵中，隔水蒸至熟烂；或加水在沙锅中煮烂即可。

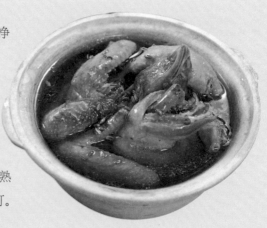

:: 红枣花生粥

适用人群：脾胃虚弱、贫血、血小板减少、慢性肝炎、过敏性紫癜、营养不良、病后体虚、食少便溏、瘦羸衰弱、血虚诸症以及产后乳汁不足者。

用法宜忌：供早、晚餐服食。痰湿较重的肥胖者忌食；不宜与黄瓜、萝卜、维生素K、动物肝脏同食。

【材料】 红枣20克、生花生仁45克（不除红衣）、山药片30克、大米100克。

【调料】 冰糖汁。

【做法】 1.分别将花生仁及山药片捣碎，红枣去核，大米淘洗干净，一同放入锅内。

2.锅内加适量水，先用大火煮沸，再转小火煎熬至熟烂成粥。

3.注入冰糖汁，搅拌均匀即可。

:: 竹筒鲜虾饭

适用人群：对头晕目眩有一定的食疗效果，尤其适合于月经先期，量多色淡者。

用法宜忌：分顿食用。

【材料】 鲜虾肉500克、净乌鸡肉250克、优质大米250克、火腿15克。

【调料】 盐、味精、胡椒粉、葱姜汁、葱花、植物油各适量。

【做法】 1.乌鸡脯肉取下，余下的鸡肉和骨头入煲锅内，用小火熬成浓鸡汤；乌鸡脯肉切成绿豆大小的肉粒，放入碗内，加盐、味精、胡椒粉、葱姜汁腌渍入味备用。

2.将大米淘洗干净后与熬好的乌鸡汤拌好浸泡1小时；火腿切成小的肉粒备用。

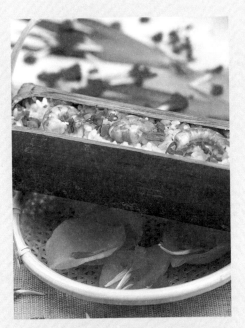

3.取竹筒一节，内面抹上少许植物油，把鸡汁、大米一起倒入竹筒内，先放上火腿和乌鸡脯肉，再放上鲜虾肉，盖好盖，上笼蒸熟，出锅撒葱花即可。

滋阴壮阳

中医讲，人体要保持健康，就要阴阳平衡。所谓滋阴，是治疗阴虚。阴虚者表现为潮热盗汗、腰酸遗精、头晕目眩、手足心烦热等症。壮阳则是指治疗肾虚阳衰。很多人注意力都放在壮阳上，往往忽视了滋阴，这也就是为什么很多人会出现性功能障碍、遗精、滑精等病症了。实际上，对于养生来讲，滋阴与壮阳同样重要。

推荐食谱

:: 苁蓉鸡丝汤

适用人群：肾虚精神不振、阳痿、遗精、腰痛、尿频，饮食无胃口者等。

用法宜忌：肾阳虚者可经常食用。

[材料] 肉苁蓉20克、生姜50克、鸡肉250克、红枣10克、玉米粒100克。

[调料] 盐。

[做法] 1.鸡肉洗干净；肉苁蓉用清水洗干净，切成片备用。生姜洗净，切片；玉米粒、红枣分别用清水洗干净。

2.将以上所有材料一起放入沙锅内，加入适量的清水，用中火慢炖3小时，加入少许盐调味即可。

∷ 子鸡龙马汤

适用人群：肾阳虚衰、阳痿、早泄、尿
　　　　　频者。

用法宜忌：阳盛阴虚者不宜食用。

[材料] 海马40克、生姜片50克、鲜虾150
　　　克、红枣20克、子鸡1只。

[调料] 盐。

[做法] 1.子鸡洗净；鲜虾洗净，去沙
　　　　线；海马洗净，红枣去核。
　　　2.以上所有材料一起放入沙锅
　　　　内，加入适量清水，用小火炖4小
　　　　时左右，加盐调味即可。

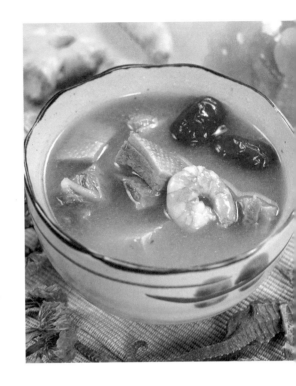

∷ 鸡爪炖章鱼

适用人群：本菜可养血益气、补肾壮腰。
　　　　　适合于肾虚精亏、双膝无力及
　　　　　产后气血亏虚者食用。

用法宜忌：可经常食用。

[材料] 章鱼80克、红枣50克（去核）、
　　　鸡爪500克。

[调料] 生姜片、盐。

[做法] 1.将鸡爪及章鱼洗净，放入清水
　　　　中，沙锅煮沸后放生姜片，用中
　　　　火煮20分钟，改用小火煮。
　　　2.将红枣洗净，放入汤中一起炖
　　　　3小时，放少许盐调味即可。

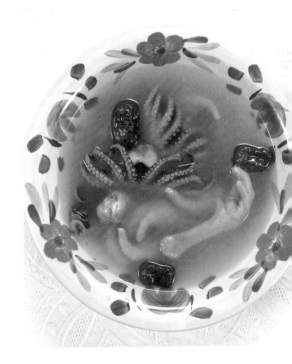

:: 锁阳粥

适用人群：适合中老年人肾虚阳痿、遗精、早泄及腰膝软弱无力者食用。

用法宜忌：阳盛阴虚的人不宜食用。

材料 锁阳10克、大米50克。

调料 红椒、姜片、葱段、盐。

做法 1. 大米淘洗干净；锁阳冲洗一下；红椒洗净，去蒂，切片。
2. 锅中倒入适量水，放入锁阳煮约20分钟，加入大米煮沸，改小火煮至成粥，加姜片、葱段、盐、红椒煮沸即可。

:: 虾仁烧卖

适用人群：适合肾阳亏虚、脾胃虚寒者，兼呕吐食少、子宫虚冷、带下者食用。

用法宜忌：佐餐使用。

材料 虾仁250克，冬笋、香菇各50克，鹿角霜15克，面粉300克。

调料 盐、料酒。

做法 1. 虾仁洗净，剁成酱；冬笋、香菇洗净切丁，加入虾仁酱中。
2. 在虾仁酱中加鹿角霜、盐、料酒，拌匀，将面粉加水，和成面团，做成面剂，擀成薄皮，包入馅，不收口，上笼蒸熟即可。

:: 韭菜炒羊肝

适用人群：适合于男子阳痿、遗精、盗汗，女子月经不调、经漏、带下等。

用法宜忌：当菜食用，每日1次。

材料 韭菜100克、羊肝120克。

调料 植物油、姜末、葱末、酱油、味精、盐。

做法 1. 韭菜洗净，切段；羊肝洗净，切片。
2. 起锅加油烧热，先放葱末、姜末，炒出香味，加入羊肝片，略炒，再入韭菜段和酱油，用大火急炒至熟，加盐、味精即可。

:: 黄精蒸猪肘

适用人群：对肾虚导致的遗精、滑精之人有效。

用法宜忌：佐餐，随意食用。

材料 猪肘子750克（去骨）、黄精10克。

调料 盐、鸡精、香油、酱油、料酒、葱段、姜片。

做法 1. 猪肘子洗净，煮至八成熟，捞出，切片；黄精洗净备用。
2. 将肉片整齐地码入盘中，上面放黄精，加盐、鸡精、酱油、料酒、葱段、姜片，上锅蒸15分钟，出锅后淋上香油即可。

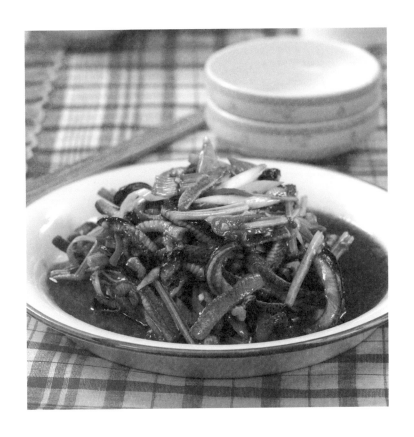

∷ 芹菜炒鳝丝

适用人群：适合于肾阳亏虚、阳痿，伴有腰痛、腰膝酸软、畏寒肢冷、面色苍白者。

用法宜忌：鳝鱼不宜与南瓜、菠菜、红枣同食，否则会引起身体不适。

[材料] 鳝鱼250克，芹菜、洋葱、水发玉兰片各15克。

[调料] 酱油、黄酒、白糖、味精、水淀粉、香菜、高汤、植物油、胡椒粉、盐。

[做法] 1. 将鳝鱼宰杀，去骨，切成细丝；芹菜、洋葱、水发玉兰片分别洗净，切成
细长丝。

2. 将植物油倒入炒锅中，在大火上烧热，放入鳝鱼丝，煸炒半分钟，放入芹
菜丝、洋葱丝和水发玉兰片丝，炒约10分钟，迅速盛出待用。

3. 把炒勺再放大火上，加植物油烧热，放入刚捞出的各种材料，炒匀，放入
酱油、黄酒、白糖、味精、盐、胡椒粉、高汤、水淀粉，再连续翻炒几下，
盛出，用香菜点缀即可。

开胃消食

食欲不振多由脾胃虚弱、腐熟运化不及所致，或情志失调、伤脾引起。治疗当以运脾开胃为基本原则。脾运失健者，当以运脾和胃为主；脾胃气虚者，治疗以健脾益气为先；若属脾胃阴虚，则应以养胃育阴为主。此外，理气宽中、消食开胃、化湿醒脾之食品也可酌情食用。

推荐食谱

:: 珍珠笋番茄蘑菇汤

适用人群： 适合于胃脘灼热或时而隐痛、嘈杂、食后加剧、口干欲饮、五心烦热、神疲乏力、尿黄等。

用法宜忌： 喝汤吃蘑菇，每日1次。蘑菇性滑，泄泻者慎食。

〔材料〕 鲜蘑菇、番茄各200克，扁豆、玉米笋各150克。

〔调料〕 葱、姜、盐、植物油。

〔做法〕 1.葱洗净，切段；姜去皮，切片；玉米笋洗净，切段。将鲜蘑菇洗净，撕成条；扁豆去筋，洗净，切段；番茄洗净，去蒂，切片。

2.锅烧热，先放植物油爆透玉米笋，放扁豆，炒熟，再将蘑菇条炒匀，加适量水和盐、葱段、姜片等煮熟即可。

∷ 三七老鸡炖肉汤

适用人群：适用于胃脘肿块。硬如顽石、脘痛如刺，或痛有定处（指胃痛的某处），常见的有肌肤甲错、面色晦暗、大便发黑。

用法宜忌：汤渣全部服下，每日1次。

【材料】 三七50克、猪瘦肉150克、鸡肉100克、桂圆肉60克。

【做法】 1. 鸡肉处理干净；三七和桂圆肉分别洗净。将三七研成细末；猪瘦肉用水洗净。

2. 将猪肉盛于瓷罐中，先放入鸡肉、桂圆肉，再将药末撒在肉上，加清水一杯，不可放盐，隔水炖熟即可。

∷ 五香鸡血汤

适用人群：适用于胃癌，见胃脘肿块硬如顽石、脘痛如刺、面色晦暗、呕吐污血、大便发黑。

用法宜忌：每日1次。肉桂忌用诸葱，山楂不宜与海鲜、人参、柠檬同食。

【材料】 鸡血块250克、山楂30克。

【调料】 小茴香、木香、肉桂、盐、白豆蔻、香油、葱末、姜末。

【做法】 1. 把小茴香、木香、肉桂、白豆蔻、山楂放入沙锅内。

2. 加入适量清水熬煮半小时，捞去渣。

3. 将鸡血块切成小块，放入锅中煮熟即可。加盐、香油、葱末、姜末调味即可。

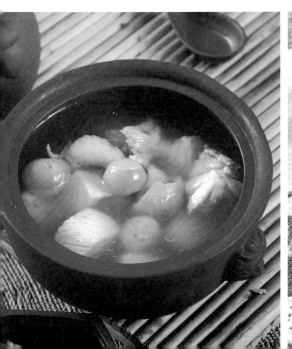

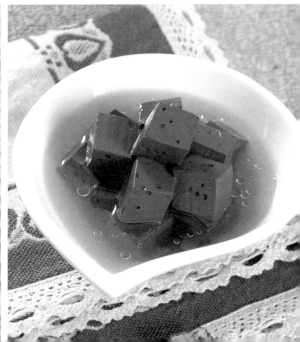

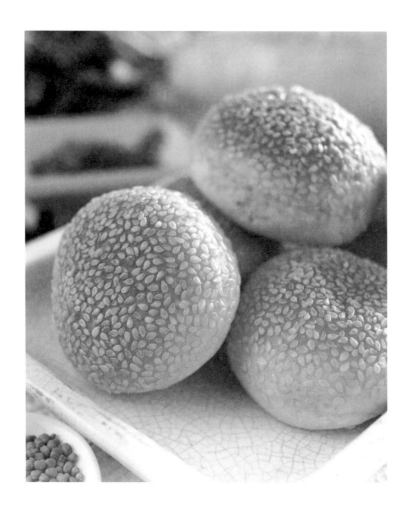

:: 消积饼

适用人群：老人、小儿之食积胃纳少及食欲减退者。

用法宜忌：每餐前后食1个小饼。肾、脾虚气弱者不宜服用。

(材料) 鸡矢藤、苦荞头、隔山撬、焦山楂、麦芽、谷芽各200克，鸡内金、莱菔子
各100克，白萝卜1000克，白芝麻50克。

(调料) 面粉、白糖、小苏打粉。

(做法) 1. 将以上诸药（除萝卜外）干炒后研成粉。

2. 白萝卜绞压取汁；将面粉与药末混合，加适量小苏打粉，加入萝卜汁，揉
成面团，制成饼，外撒白糖、白芝麻烤熟即可。

:: 糖蜜红茶饮

适用人群：消化不良者，平素脾胃虚寒者尤为适宜。

用法宜忌：适量饮用。

[材料] 红茶5克。

[调料] 蜂蜜、红糖。

[做法] 1.将红茶放入保温杯中，加入沸水冲泡，盖上盖后泡10分钟。

2.饮用时调入蜂蜜和红糖即可。

贴心小提示：红茶经过发酵烘制而成，茶多酚在氧化酶的作用下发生酶促氧化反应，含量减少，有滋补养胃的功效。

:: 参苓粥

适用人群：适合于气血两虚、脾胃虚弱者，平素体虚者也可服用。

用法宜忌：有内热烦躁的患者不宜食用。

[材料] 人参5克（或用党参15克）、茯苓15克、生姜3片、大米100克。

[调料] 冰糖。

[做法] 将人参、生姜切片，茯苓研成粗末，浸泡半小时后煎取药汁共2次，将2次药汁混合后分早晚2次同大米煮粥，待粥熟时放入适量冰糖调味即可。

:: 土豆蜂蜜糕

适用人群：胃及十二指肠溃疡恢复期患者。

用法宜忌：空腹服用，每日2次，每次1汤匙，20天为1疗程。治疗期间忌食辛辣刺激性食物。

[材料] 土豆500克。

[调料] 蜂蜜。

[做法] 1.土豆洗净，用搅拌机搅成泥，用纱布挤出汁，倒入锅煮沸，转小火熬煮至浓稠状。

2.加入与土豆汁等量的蜂蜜，一同搅拌，再用小火煮成膏状，冷却后食用。

:: 消八宝藕粉

适用人群：适合于有胃脘隐痛、口干喜饮、神疲乏力、消瘦心烦、便干、尿黄等症的患者。

用法宜忌：可做点心，每日1次，每次100～200克。

[材料] 藕粉、白茯苓、白扁豆（炒熟）、莲子肉（留心）、川贝母（去心）、怀山药（炒黄）、奶粉各125克。

[调料] 蜂蜜。

[做法] 将原料全部研成细末，每次20克，沸水冲调，再加蜂蜜调匀即可。

健脑益智

　　脑是人体最重要的部分，它掌握着人的思想、意志。脑消耗的能量很大，尤其在工作和学习时。大脑的主要构成物质是蛋白质，所以要多吃些富含蛋白的食物，以补充脑消耗。另外，DHA和卵磷脂有很好的健脑益智作用，可以通过日常饮食调节来摄取。

推荐食谱

:: 鱼头豆腐汤

适用人群：适合于用脑过度、头昏、记忆力减退等
　　　　　人群。

用法宜忌：常人食用也可健脑益智。

材料　桂圆肉25克、核桃仁30克、鲢鱼头1只（约500克）、豆腐250克。

调料　料酒、姜粒、葱段、胡椒粉、盐。

做法　1.将桂圆肉、核桃仁洗净；鱼头去鳃、鳞，洗净；豆腐洗净，切宽3厘米、长5厘米的块。

　　　2.将鱼头、桂圆肉、核桃仁、姜粒、葱段、豆腐、料酒一同放锅内炖，加水1200毫升，先用大火烧沸，再用小火煮30分钟，加入盐、胡椒粉即可。

∷ 莲子芡实肉汤

适用人群：适合于脾胃不和，心肾不交的心悸、失眠、虚烦者食用。

用法宜忌：1.干莲子以个大、饱满、无皱、整齐者为佳。2.莲子中心包裹着绿色胚芽，
俗称莲子心，其味苦，煮粥时可除去。3.芡实有较强的收涩作用，便秘、
尿赤者及妇女产后皆不宜食。

材料 莲子、芡实各50克，猪瘦肉250克。

调料 植物油、料酒、盐、味精、葱花、猪肉汤。

做法 1. 将莲子用温水泡发，洗净；芡实洗净；猪肉洗净，切丝。
2. 锅中放油烧热，放入肉丝，炒至白色，烹入料酒，煸炒至水干，注入肉汤，
加入葱花、莲子、芡实、盐煮至肉熟烂，放入味精，出锅装入汤碗即可。

∷ 天麻苓菇补脑汤

适用人群：适合于肝肾虚损、精血不
足、智力低下、神疲乏力、
头晕健忘者。

用法宜忌：腰果含热量高，所以体胖或
超重者应减少腰果的用量。

材料 腰果50克、红枣30克、猴头菇10
克、天麻2克、茯苓15克、党参
20克。

调料 淀粉、盐、植物油。

做法 1. 猴头菇用手剥成小块，均匀
裹上淀粉，放入热油锅中，略
炸；党参切片；红枣剥开备用。
2. 所有材料及药材放入沙锅中，
倒入热水盖过材料并炖45分钟，
加盐调味即可。

∷ 黄精米饭豆腐汤

适用人群：适合于记忆力衰退、失眠多
梦、早衰、面色无华、疲劳
等症的人群。

用法宜忌：吃米饭、喝汤。中寒泄泻、
痰湿痞满气滞者忌服。

材料 大米250克，黄精15克，豆腐200
克，海米、海带丝各10克。

调料 葱花、盐、味精。

做法 1. 大米用清水淘洗干净；将黄
精洗净后，切细，放在大米内煮
成黄精米饭。
2. 沙锅中装入适量清水，将豆
腐切块，放入沸水中，加海米、
海带丝，先用大火煮沸，再转小
火炖10分钟，加入盐、味精和葱
花，盛入碗中即可。

:: 桂圆肉粥

适用人群：适合于贫血、产后虚弱、健忘失眠、记忆力减退者，可进行辅助治疗。

用法宜忌：每日1次，每次1碗。做早、晚餐或当午后点心食用。内热之人不宜食用。

材料　桂圆30克、红枣10颗、大米50克。

做法　取带壳桂圆，剥去果皮，去核取肉，同红枣、大米一并加水煮粥即可。

:: 桂圆二仁猪心

适用人群：适合心脾两虚、失眠、健忘、神经衰弱者食用。

用法宜忌：湿阻中满或有停饮、痰、火者忌服桂圆肉。

材料　酸枣仁、柏子仁、桂圆肉各10克，净猪心1个（约500克）。

调料　葱段、姜片、料酒、盐、酱油。

做法　1.将桂圆肉、酸枣仁、柏子仁洗净，塞入猪心内，将猪心放入沙锅内，加入适量清水。

2.放入葱段、姜片、料酒、盐、酱油，先用大火烧开，改为小火煮至猪心熟烂即可。

:: 春笋鱼片

适用人群：本菜可益智健脑，一般人都可食用。

用法宜忌：佐餐食用。

材料　鱼肉片350克、竹笋片100克、水发香菇片50克、蛋清1个。

调料　植物油、料酒、盐、淀粉。

做法　1.鱼肉片用蛋清、淀粉、盐拌匀上浆；竹笋片入沸水，焯熟。

2.鱼片入油锅炸至金黄，再放笋片与香菇片，滑散，捞出；余油烧热，倒入鱼片、笋片、香菇片炒熟，加料酒、盐即可。

:: 虾仁丸子汤

适用人群：本菜可益智健脑，缓解记忆下降，一般人都可食用。

用法宜忌：佐餐食用。

材料　猪肉泥200克，虾仁泥25克，鸡蛋1个，香菇片、胡萝卜片、竹笋片、青豆各适量。

调料　盐、香油、料酒、淀粉、鸡汤。

做法　1.在虾仁泥、猪肉泥中加鸡蛋、淀粉、盐、料酒，搅匀，挤成丸子。

2.锅中加鸡汤煮沸，放丸子、胡萝卜片、竹笋片、香菇片、青豆煮熟，加盐、香油调味即可。

:: 莲子菊花烩双蛋

适用人群：中老年偏于阴虚体质者。

用法宜忌：佐餐食。脾胃虚寒者不宜食用。

[材料] 莲子30克、白菊花15克、黄芪20克、番茄50克、皮蛋2个、咸蛋1个、银耳
（干）10克。

[调料] 高汤、盐、味精、白糖、水淀粉。

[做法] 1. 将莲子去皮、心，洗净；白菊花加水煎两遍取汁，用滤液泡发银耳，掰成
小朵。

2. 黄芪煎两遍取汁，以其滤液蒸发莲子；将蒸好的莲子及银耳加盐、味精及
白糖，再用高汤煨至入味，捞出备用；番茄洗净，去皮，切成小方丁；将皮
蛋和煮熟的咸蛋去壳，切成月牙形。

3. 将银耳放在盘子中，上面散放上莲子，番茄丁围放在银耳周围，将高汤中
加少量水淀粉煮沸，均匀地淋在摆好的菜上。

4. 再将切好的皮蛋及咸蛋围在菜品的周围即可。

:: 芝麻红茶

适用人群：适合于肝肾虚损、精血不足、智力低下、神
疲乏力、头晕健忘、大便干燥者食用。

用法宜忌：每日1剂，空腹趁温服下。

[材料] 芝麻100克、红茶5克。

[调料] 盐。

[做法] 1. 将芝麻炒香，磨成细末，加盐及适
量的清水，搅打至稀稠适度的芝麻酱
备用。

2. 将红茶放杯中，先用沸水冲泡，再
取茶水倒入沙锅内熬浓，然后熄火，晾
凉，调入芝麻酱内即可。

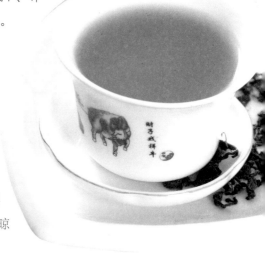

消除疲劳

　　时常感到持续性疲乏无力、精神委靡、记忆力减退、思维混乱、头晕眼花、腰膝酸软、心悸气短、心烦少寐等，临床检查无明显疾病。这种介于健康与疾病之间的表现称为"疲劳综合征"。按中医方剂学的组方原则和药物食物的性能选配而组合的药膳，对这种慢性疾病的预防和治疗很有优势。

推荐食谱

:: 天冬萝卜汤

适用人群：消除疲劳，适合于阴虚气衰型疲劳、气短咳嗽、乏力等人群。

用法宜忌：佐餐食。

〔材料〕 天冬15克，萝卜、火腿各150克。

〔调料〕 葱花、盐、味精、胡椒粉、鸡汤。

〔做法〕 1.将天冬切片，加水，以中火煎煮后，用布过滤留汁；火腿切片；萝卜切丝。

2.锅内放鸡汤，将火腿肉下锅煮，煮沸后放萝卜丝，加入煎好的天冬药汁，盖锅煮沸，加盐调味，再略煮片刻；食用前加葱花、胡椒粉、味精调味即可。

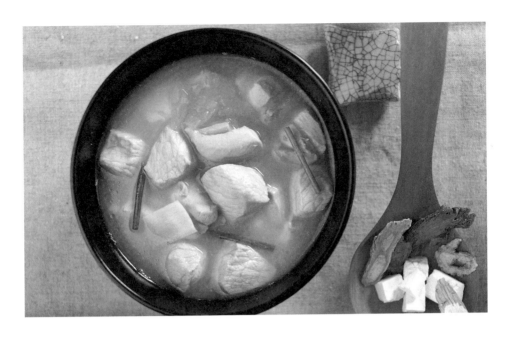

:: 人参炖鸡

适用人群：适合于病后体虚、年老体弱、劳心过度者，见面黄肌瘦、神疲乏力、气短懒言、眩晕健忘等症状。

用法宜忌：吃肉喝汤，人参片一并嚼下。

〔材料〕老母鸡1/2只、人参5片。

〔调料〕葱段、姜片、料酒、盐。

〔做法〕1.将鸡宰杀后，去毛及肠杂，洗净，切块；人参泡发，切片。

2.将鸡块、参片一同放入洗净的沙锅内，加姜片、葱段、料酒、盐及适量水，先用大火烧沸，再改用小火慢炖2小时，待到鸡肉酥软即可。

:: 抗疲强身汤

适用人群：适合于气血不足、食欲不振、精神不振者。

用法宜忌：吃肉喝汤。

〔材料〕人参、黄芪各15克，白术、茯苓、菟丝子、山药、当归、熟地黄各10克，猪肉、鸡肉各500克，猪骨1000克。

〔调料〕葱段、姜块、盐、料酒、味精、胡椒粉、鸡汤。

〔做法〕1.将猪骨洗净，敲碎；鸡肉、猪肉洗净，切块。

2.将各味中药用纱布包好，与猪骨、猪肉、鸡肉同放锅内，加鸡汤及葱段、姜块、料酒煮熟，加盐、味精、胡椒粉调味即可。

⠃ 虫草红枣炖甲鱼

适用人群：适合于腰膝酸软、月经不调、遗精、阳痿、早泄、乏力等症。健康人常食
可增强体力、防病延年、消除疲劳。

用法宜忌：佐餐随量服食。不宜与橘子、猪肉、兔肉、鸭肉、鸭蛋、芥末、紫苏、薄
荷同食。

〔材料〕 冬虫夏草10克、甲鱼1只、红枣20克。

〔调料〕 料酒、盐、葱段、姜片、蒜瓣、鸡清汤。

〔做法〕 1.将甲鱼宰杀，去内脏，洗净，剁成4大块，放锅中煮沸，捞出，割开四肢，
剥去腿油，洗净备用。

2.冬虫夏草洗净；红枣用沸水浸泡至软。

3.甲鱼放汤碗中，上面放冬虫夏草、红枣，加料酒、盐、葱段、姜片、蒜瓣
和鸡清汤，上笼隔水蒸2小时即可。

⠃ 苁蓉鲜鱼汤

适用人群：适合于肝肾亏虚所致的疲劳综合征、
性功能减退者。

用法宜忌：食鱼肉、饮汤。

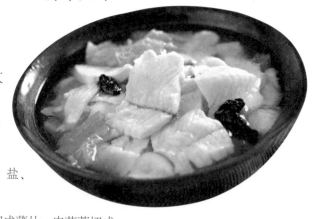

〔材料〕 鲜鱼肉400克，肉苁
蓉15克，白菜、胡
萝卜、粉丝、豆腐
各适量。

〔调料〕 酱油、料酒、味精、盐、
胡椒粉。

〔做法〕 1.将鲜鱼肉洗净，切成薄片；肉苁蓉切成
小薄片备用。

2.锅内加水，放入酱油、料酒、盐、味精，将鱼片、肉苁蓉片、白菜、豆
腐、粉丝、萝卜丝等入锅煮熟，加入胡椒粉调味即可。

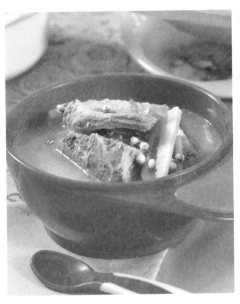
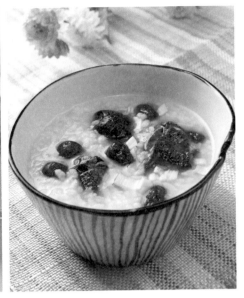

:: 莲藕薏米排骨汤

适用人群：补中益气、增强体能、消除身体水肿。

用法宜忌：喝汤。

[材料] 排骨300克、藕50克、薏米20克。

[调料] 香菜末、香油、盐。

[做法]
1. 藕去皮，洗净，切厚片；薏米洗净。

2. 排骨洗净，用沸水汆过后，捞出，沥水。

3. 锅置火上，放适量的清水煮沸，将排骨、薏米和藕片放入，转小火煮45分钟至熟烂，放盐调味，出锅放香菜末、淋香油即可。

:: 乌鸡滋补粥

适用人群：补中益气、恢复体力、消除疲惫感，一般人都可食用。

用法宜忌：喝粥。

[材料] 带骨乌鸡肉100克、红枣6颗、圆糯米50克、鸡汤适量。

[调料] 盐、葱花、味精、白糖。

[做法]
1. 带骨乌鸡肉洗净，切小块；红枣洗净；圆糯米洗净，用水浸泡1小时。

2. 锅置火上，放入鸡汤与圆糯米，大火煮沸备用。

3. 放入乌鸡、红枣，再次开锅后改小火熬煮至黏稠。

4. 放入盐、白糖、味精调味后，撒上葱花即可。

养心安神

中医讲"心藏神"、"肝藏魂",各种神志活动都依赖于脏腑精气的濡养。"养心"就是拥有心理平衡的重要方法,《黄帝内经》认为是"恬淡虚无",即平淡宁静、乐观豁达、凝神自娱的心境。肝脏是人体重要的解毒器官,各种毒素,包括心中的怒气等都要经过肝脏来"处理"。肝脏功能不好的人容易出现腹胀、胸口闷、食欲降低、伤风感冒、发烧、作呕等症,严重者会并发肝炎、肝癌、肝硬化等各种疾病。

推荐食谱

:: 百合芝麻炖猪心

适用人群: 对经常心悸、记忆力减退、失眠、头皮麻木、面色姜黄者有食疗作用。

用法宜忌: 经常服食。

[材料] 百合、黑枣各30克,黑芝麻20克,鲜猪心1个。

[调料] 生姜、盐。

[做法] 1. 将猪心剖开,切去筋膜,用清水洗净,切成片;用铁锅和小火将芝麻炒香(不用油);百合洗净;黑枣洗净,去核;生姜洗净,刮去姜皮,切片。

2. 瓦煲内加入适量清水,用大火煲至水沸,然后放入全部材料,改用小火继续炖3小时,加入盐调味即可。

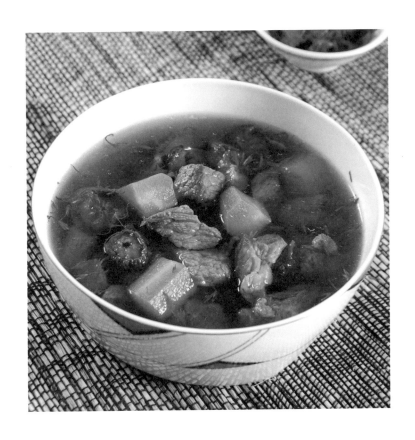

∷山楂炖牛肉

适用人群： 适合于心绞痛之冠心病患者。

用法宜忌： 每日1次，每次吃牛肉50克，随意食胡萝卜喝汤。患皮肤病、肝病、肾病的人应慎食。

（材料） 山楂15克，红花6克，红枣10颗，熟地6克，牛肉、胡萝卜各200克。

（调料） 料酒、葱、姜、盐、高汤。

（做法） 1. 将山楂洗净，去核；红花洗净；红枣去核；熟地切片；牛肉洗净，用沸水汆一下，切成4厘米见方的块；胡萝卜洗净，切4厘米见方的块；姜拍松；葱切段。

2. 将牛肉块、料酒、盐、葱段、姜块放入炖锅内，加入水1000毫升，用中火煮20分钟后，再加入高汤1000毫升烧沸，放入胡萝卜块、山楂、红花、红枣、熟地，用小火炖煮1小时即可。

:: 人参麦冬炖瘦肉

适用人群：尤其适合于阴虚之冠心病患者食用。

用法宜忌：每日1次，佐餐食用。

〔材料〕人参、麦冬各10克，五味子6克，猪肉50克，冬菇30克。

〔调料〕姜、葱、盐、鸡汤。

〔做法〕1.将人参洗净、润透，切片；麦冬洗净，去心；五味子洗净；冬菇洗净，一切两半；姜洗净，拍松；葱洗净，切段；猪瘦肉洗净，切成小块。

2.将猪瘦肉块放入炖锅内，加入冬菇、姜、葱段、盐、人参、麦冬、五味子、鸡汤。

3.将炖锅先用大火烧沸，再改用小火煮1小时即可。

:: 黄芪玉竹煲兔肉

适用人群：适合于冠心病患者或者便秘患者食用。

用法宜忌：每日1次，佐餐食用，每次吃兔肉30～50克。

〔材料〕黄芪30克，玉竹20克，香菇15克，兔肉150克，西芹、火腿肉各50克。

〔调料〕鸡汤、料酒、盐、葱、姜。

〔做法〕1.玉竹、黄芪、西芹洗净，切3厘米长的段；香菇发透，洗净，去蒂，一切两半；火腿肉切薄片；姜榨成汁；葱切段；兔肉切块。

2.煲锅内放入兔肉块、玉竹段、黄芪段、西芹段、火腿片、香菇、姜汁、葱、料酒、鸡汤，用小火煲1小时，加盐调味即可。

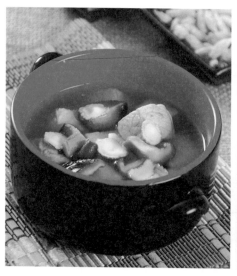

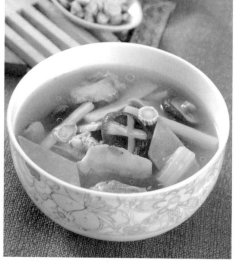

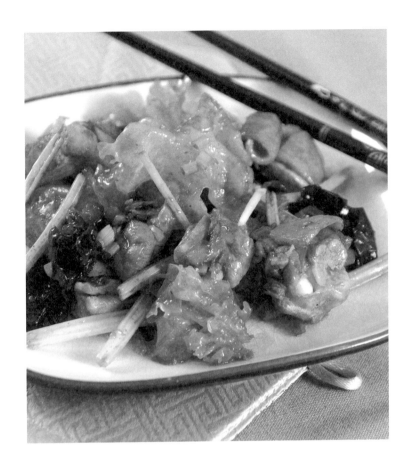

:: 双耳滑鸡煲

适用人群：适合于心气不足、气短的冠心病患者。

用法宜忌：每日1次佐餐食用，每次食鸡肉50克。

〔材料〕银耳、黑木耳各15克，鸡肉200克，西芹100克。

〔调料〕料酒、酱油、盐、葱、姜、白糖、植物油、鸡汤。

〔做法〕1.将银耳、黑木耳发透，去根蒂，洗净，撕成小朵；西芹洗净，切成3厘米长的段，姜洗净，切丝；葱洗净，切花；鸡肉洗净，切块。

2.将鸡肉放入碗内，加入料酒、酱油、葱花、姜丝、盐、白糖，拌匀腌渍半小时。

3.将炒勺放置大火上烧热，加入植物油，烧六成热时放入鸡块、银耳、黑木耳、西芹，翻炒片刻，加入鸡汤煲至熟即可。

养肝护肝

肝在中医理论中的功能主要是调节情志、调畅气机、促进胆汁的分泌与排泄，以协助脾胃的运化；另外，肝还有藏血的功能，即储藏血液和调节血量的作用。因此，合理保养肝脏，可使人有舒畅的情绪，免于胆囊疾病的困扰，维持正常的血液调节。

推荐食谱

:: 玉米须螺片汤

适用人群：用于急性黄疸型肝炎患者。

用法宜忌：每日2次；每次吃田螺肉50克，随意喝汤吃菜。

材料　玉米须60克，菜胆、田螺肉各100克。

调料　姜、葱、盐、植物油。

做法　1.玉米须洗净，放入炖盅内，加水200毫升，煎煮25分钟，去渣，留汁液备用。

2.菜胆洗净，切段；田螺肉洗净，切薄片；姜洗净，切片；葱洗净，切段。

3.将炒锅置大火上烧热，再加入植物油，至六成热时加入姜、葱爆香，注入清水300毫升烧沸，放入螺片、玉米须汁液、菜胆、盐煮5分钟即可。

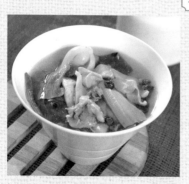

:: 豆豉田螺汤

适用人群：患急性黄疸型肝炎体弱血虚的患者。

用法宜忌：每日1次，每次吃田螺50克，随意吃番茄、喝汤。

[材料] 淡豆豉30克，田螺肉、番茄各100克。

[调料] 白糖、姜、葱、盐、植物油。

[做法] 1. 将淡豆豉洗净；田螺肉洗净，切片；番茄洗净，切片；姜切片；葱切段。

2. 锅内加入植物油，烧至六成热时加入姜片、葱段、淡豆豉爆香，放入田螺肉片、盐、白糖，并注入清水600毫升，用大火烧沸，加入番茄片、淡豆豉煮8分钟即可。

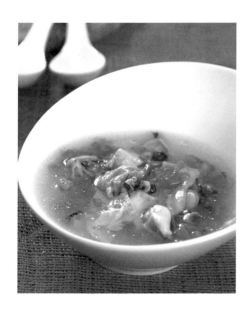

:: 银耳枸杞里脊汤

适用人群：适合于乙肝表面抗原阳并伴有脂肪肝和肝功能轻度受损者食用。

用法宜忌：可佐餐服食。

[材料] 银耳、枸杞子各10克，猪里脊肉50克。

[调料] 鸡汤、盐、味精、料酒、水淀粉。

[做法] 将银耳用温水泡发，洗净；猪里脊肉洗净，切丝，放入鸡汤中大火烧沸，改小火炖30分钟，再加入枸杞子煮熟，加盐、味精、料酒调味，用水淀粉勾芡即可。

:: 山药杞子甲鱼汤

适用人群：适合于肝炎胁痛隐隐、口干、味觉减退、眼目干涩、视物不清者。

用法宜忌：可佐餐服食。

[材料] 山药50克，枸杞子150克，女贞子、熟地黄各15克，陈皮10克，甲鱼1只。

[调料] 盐、味精。

[做法] 1. 将甲鱼去头杂，切块，洗净。

2. 甲鱼与诸药加水一同炖至甲鱼熟烂，加适量的盐、味精调味即可。

∷ 薏米水鸭汤

适用人群：急性病毒性肝炎患者。

用法宜忌：有腹部疼痛、腹泻、腰痛、痛经等症状的人暂时不要吃鸭肉，以免加重病情。

材料 薏米50克、净鸭1只。

调料 料酒、盐、葱、姜、味精。

做法 1. 将薏米去杂质，洗净。

2. 葱切段；姜拍松；将鸭放入炖锅内，加入薏米、姜、葱段、料酒，再加入清水2500毫升。

3. 炖锅置大火上烧沸，再改用小火炖煮1.5小时，加入盐、味精即可。

∷ 洋葱炒鸡蛋

适用人群：流行性肺炎患者、肝胆功能较差者。

用法宜忌：佐餐随量服食。

材料 鸡蛋4个、洋葱150克、火腿末80克。

调料 盐、酱油、胡椒粉、植物油。

做法 1. 鸡蛋打散，加入盐、胡椒粉，拌匀；洋葱去皮，洗净，切丁。

2. 油锅烧热，放洋葱粒过油，捞出，晾凉后和火腿末一起倒入鸡蛋液中，再搅拌均匀。

3. 余油烧热，放鸡蛋液，炒熟，加盐、酱油调味即可。

∷ 玉米须煲鲜蚌

适用人群：急性黄疸型肝炎血热的患者。

用法宜忌：每日2次，佐餐食用。脾胃虚寒者慎服。

材料 玉米须60克，鲜蚌肉、西芹各100克。

调料 姜片、葱段、盐、植物油。

做法 1. 玉米须洗净，放入炖盅内，加水炖煮25分钟；蚌肉洗净；西芹洗净，切段。

2. 油锅烧热后爆香姜片、葱段，加入蚌肉片、西芹段、盐及玉米须汁液煮20分钟即可。

∷ 荸荠炒猪肝

适用人群：急性黄疸型肝炎患者。

用法宜忌：每日2次，每次吃猪肝50克。

材料 荸荠100克、鲜猪肝200克。

调料 料酒、姜片、葱段、盐、淀粉、白糖、植物油。

做法 1. 荸荠洗净，去皮，切片；鲜猪肝洗净。

2. 把猪肝放碗内，加入料酒、白糖、淀粉、水、盐拌匀备用。

3. 油锅烧热后加入姜片、葱段爆香，放入猪肝、荸荠、盐，不断翻炒至熟后起锅即可。

:: 侧耳根烧鲫鱼

适用人群：流行性肺炎、急性支气管炎患者。

用法宜忌：佐餐随量服食。

[材料] 鲫鱼3条、侧耳根200克。

[调料] 植物油、郫县豆瓣酱、葱末、姜末、蒜末、盐、料酒、葱姜汁、味精、白糖、胡椒粉、水淀粉、高汤。

[做法] 1. 将鲫鱼去鳞、鳃、内脏，洗净，在鱼身两侧各剖几刀，用盐、料酒、葱姜汁腌渍入味；侧耳根洗净，切成段；郫县豆瓣酱剁碎备用。

2. 锅内倒油烧至七成热，放入鲫鱼炸至金黄色，捞出，沥油。

3. 锅留余油，放入郫县豆瓣酱、葱末、姜末、蒜末，煸香，倒入高汤，烹入料酒，放入鲫鱼、侧耳根煮沸，加盐、味精、白糖、胡椒粉，转小火烧至鱼肉熟后，将鲫鱼和侧耳根捞出，沥汤。

4. 用水淀粉将鲫鱼原汤勾芡收汁，淋在鱼肉上，再撒上葱末即可。

:: 鱼腥草海蜇拌莴苣

适用人群：急性黄疸型肝炎兼肺痛胸痛、咳吐脓痰、小便黄少的患者。

用法宜忌：每日1次，每次吃菜100克。佐餐食用。视力弱者不宜多食莴苣，有眼疾特别是夜盲症的人也应少食。

[材料] 鱼腥草、海蜇各100克，莴苣300克。

[调料] 盐、姜、葱、酱油、醋、香油、蒜。

[做法] 1. 将鱼腥草洗净，去掉黄叶及老化部分。海蜇洗净，煮熟，切丝；姜洗净，切丝；葱洗净，切段；将莴苣去黄叶、皮，洗净，切细丝，加盐腌渍20分钟，挤干水分备用。

2. 将海蜇、鱼腥草、莴苣丝、姜丝、葱段、盐、酱油、醋、香油、蒜放盆内，搅拌均匀即可。

贴心小提示：这道药膳清热解毒、利湿排脓。鱼腥草清热解毒、排脓消痛、利尿通淋。海蜇清热、化痰、消积、润肠。莴苣性凉、入肠、胃经，具有利五脏、通经脉、清胃热的功效。三者同用则效果更佳。

补肾养元

中医理论认为，肾主生精，男精女血，属生命之根本。而所谓男精，包括精神、体力与性能力三方面。肾脏也是人体内重要的排毒器官，代谢物是通过肾脏排出体外。肾脏虚弱的人容易受寒，腰部酸痛，要多注意补肾。对于一些患有肾脏疾病的人，要注意通过饮食调理，来达到辅助治疗的作用。

推荐食谱

∷ 茯神芡实炖乌鸡

适用人群： 适用于肾虚引起的梦遗、头晕耳鸣、腰膝酸软、面色无华等症。

用法宜忌： 每日1次，佐餐食用。

[材料] 茯神、炒白术、金樱子、车前子各9克，茯苓、莲子各15克，芡实、党参各30克，山药片20克，莲须、煅牡蛎各5克，乌鸡1只，炒黄柏、葱段、料酒各10克。

[调料] 姜、盐、高汤、胡椒粉。

[做法] 1. 将以上药物洗净，装入纱布袋内，扎口；乌鸡宰杀后去毛、内脏及爪；姜拍松。

2. 将药包、乌鸡、姜、葱段、料酒一同放炖锅内，加入高汤，置大火上烧沸，再用小火炖煮45分钟，加入盐、胡椒粉调味即可。

∷ 香酥带鱼

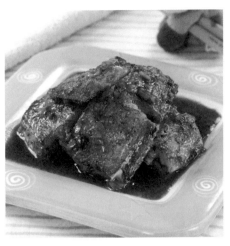

适用人群： 适合于由肾虚引起梦遗、阳痿早泄、浑身无力、面色无华等症的患者。

用法宜忌： 每周1次，佐餐食用。

【材料】 带鱼200克。

【调料】 香油、老抽、盐、醋、料酒、葱末、姜末、植物油。

【做法】 1.带鱼处理干净，切段，加盐、料酒，拌匀腌5分钟，入油锅中炸至金黄色，捞出。

2.锅置火上，倒入少许植物油烧至七成热，爆香姜末，放入醋、老抽、葱末，翻炒两下，加水烧沸，转小火收汁，淋入香油，浇到煎好的鱼上即可。

∷ 薏冬鲫鱼汤

适用人群： 适合于各种急慢性水肿患者的辅助食疗，对于急性肾小球肾炎所致之水肿效果尤佳。

用法宜忌： 饮汤，食鱼肉。

【材料】 薏米30克、冬瓜50克、鲫鱼1条。

【调料】 盐。

【做法】 1.鲫鱼去鳞，去内脏，清洗干净；冬瓜洗净，去瓤、皮，切成大块；薏米洗净后放入水中，浸泡1小时。

2.沙锅置火上，倒入适量清水，把鲫鱼和薏米放入锅中，用大火煮沸后转小火煮1小时，加冬瓜块继续煮20分钟，加盐调味即可。

∷ 葫芦双皮汤

适用人群： 适合于有慢性肾炎的患者。

用法宜忌： 服汤，每日1剂，至水肿消退为度。西瓜皮和冬瓜皮性寒凉，脾胃虚寒易泄泻者慎用；久病与阳虚肢冷者忌食。

【材料】 葫芦壳50克，冬瓜皮、西瓜皮各30克，红枣10颗。

【做法】 1.将葫芦壳、冬瓜皮和西瓜皮用清水洗净。

2.在沙锅中加入400毫升清水，将四味食材放入锅中大火煮沸，转小火煎至约150毫升，去渣即可。

:: 芡实茯苓粥

适用人群：适用于有肾虚气弱、小便不禁、尿液混浊等症的人。

用法宜忌：一日分顿食用，连吃数日。忌酗酒，补充睡眠。

材料　芡实15克、茯苓10克、大米50克。

做法　1. 大米淘洗干净。

2. 芡实、茯苓捣碎，加适量水煎至软烂。

3. 加入大米后继续煮烂成粥即可。

:: 加味黄芪粥

适用人群：适合老年性水肿或肾阳虚的慢性肾炎患者。

用法宜忌：以上为1日量，分2次温热服食，连服2～3月。小儿急性肾炎不宜选用。

材料　生黄芪、薏米、糯米各30克，红小豆15克，鸡内金末9克。

做法　1. 将生黄芪洗净，放入小锅内，加水600毫升，煮20分钟后捞出渣。

2. 加入薏米、红小豆煮半小时，最后加入鸡内金末和糯米煮熟成粥即可。

:: 枸杞糯米饭

适用人群：可用于慢性肾炎患者辅助治疗。

用法宜忌：每日1～2次，代主食。

材料　枸杞子25克、糯米500克、干贝5个、大虾10克、火腿肉50克。

调料　姜粉、黄酒、酱油、盐。

做法　1. 将枸杞子用凉水浸软，糯米用水浸泡3小时左右。

2. 把泡好的糯米和枸杞子沥去水，与干贝丝、虾粒、火腿肉一起下锅，加适量水和盐。

3. 用大火煮沸后，再加入少许姜粉，再加黄酒和酱油各一汤匙，用小火焖熟即可。

:: 当归生姜羊肉汤

适用人群：肾虚气亏者食用效果颇佳。

用法宜忌：佐餐食用。

材料　羊腿60克，生姜、当归、枸杞子各10克。

调料　盐、味精、香油。

做法　1. 羊腿肉洗净，切片，入沸水锅中氽烫一下，捞出备用；生姜、当归均洗净，切成小片。

2. 锅中加水，放入羊肉片、当归片、生姜片、枸杞子，先用大火烧沸，再改小火炖15分钟，加盐、味精调味，淋香油出锅即可。

:: 冬瓜小豆排骨汤

适用人群：适用于急性肾炎。

用法宜忌：饮汤，食冬瓜、红小豆。每日2次，30日为1个疗程。

材料　冬瓜400克、红小豆100克、排骨500克、淡菜200克。

调料　陈皮、葱花、姜块、花椒。

做法　1. 把冬瓜洗净，切成块。

2. 红小豆、淡菜、陈皮用水浸泡后清洗干净，沥干水分备用，陈皮浸软后去除内表面白色的部分。

3. 沙锅放入适量清水烧沸，放入洗净的猪骨，余烫2分钟，将烫过的猪骨用凉水冲去表面多余的浮沫，沥干水备用。

4. 炖锅中加水，放入姜块、葱花、花椒、红小豆、淡菜，待烧沸后倒入排骨，改微火煲1.5小时，再倒入冬瓜块。

5. 转中火煮约20分钟至冬瓜软熟，盛入汤碗中即可。

:: 苁蓉海参鸽蛋

适用人群：对精血亏损、虚劳、阳痿、遗精等有疗效。

用法宜忌：佐餐食用。

材料　肉苁蓉15克、水发海参2只、去壳熟鸽蛋150克。

调料　植物油、葱段、姜片、鸡汤、黄酒、酱油、盐、胡椒粉、味精、干淀粉、水淀粉。

做法　1. 将海参洗净，放入鸡汤内余烫，捞出，切花刀；肉苁蓉加水煎1小时，取汁。

2. 烧热锅并放油，将鸽蛋裹满干淀粉，入热油锅内，炸至表皮呈黄色，捞出。

3. 锅内放植物油烧热，放葱段、姜片煸香，加鸡汤稍煮，再加酱油、黄酒、海参，烧沸后转小火煮40分钟。

4. 加入炸好的鸽蛋、苁蓉汁煨10分钟，盛盘中。

5. 锅内剩余汤汁烧沸，加适量盐、胡椒粉、味精，用水淀粉勾芡，浇在海参和鸽蛋上即可。

健脾养胃

中医理论认为，脾和胃同属于消化系统的主要脏器，机体的消化运动主要依赖于脾胃的生理功能，所以，脾胃是人体气血生化的源泉，又称为"后天之本"。"百病皆由脾胃衰而生"，故在日常生活中不仅要注意饮食营养，而且还要保护好脾、胃，这对于防病养生有重要意义。

推荐食谱

:: 鲫鱼红枣粥

适用人群： 适用于脾胃亏虚，见脾胃虚弱、食欲不振、泄泻下痢、气虚下陷、小儿疳积、便溏、肢体倦怠、神疲乏力、少气懒言、体弱等人群。

用法宜忌： 本品健脾益气、性温味甘，素体痰湿较重、身体肥胖者不宜久服。

〔材料〕 大米100克、鲫鱼250克、红枣20克。

〔调料〕 姜、盐、料酒、味精。

〔做法〕 1.大米洗净，泡好，捞出，沥水备用。将红枣洗净，去核；姜洗净，切片备用。

2.将鲫鱼宰杀，洗净，去鳞片，切块，放入锅内，加料酒、姜片和适量凉水煮至鱼极烂，去掉鱼刺，用筛子过滤一下。

3.另起锅，加入约1000毫升清水，放入大米和红枣，先用旺火烧沸。

4.再用小火煮至米烂汤浓，放入鲫鱼肉、盐、味精调好味，再煮片刻即可。

:: 莲子炖猪肚

适用人群：适用于气虚脾弱，见少食、消瘦、泄
　　　　　泻、水肿者的辅助治疗。

用法宜忌：经常食用。

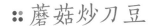

【材料】 鲜猪肚1个、去心莲子30克。

【调料】 盐、姜丝、葱丝。

【做法】 1. 去心莲子泡发；将鲜猪肚内外翻洗干净。

2. 将猪肚放入沸水，大火汆烫，撇净浮沫，捞出，沥干水分，切条。

3. 将肚条、去心莲子、葱丝、姜丝放入清水中，先大火煮沸，再用小火炖约
2小时，加盐调味即可。

:: 益脾饼

适用人群：脾胃虚寒食少、兼有泄泻者
　　　　　适宜，如腹泻、消化不良、
　　　　　病后体弱。

用法宜忌：佐餐食用。

【材料】 白术30克、甘姜6克、红枣250
克、鸡内金15克、面粉500克。

【调料】 植物油、盐。

【做法】 1. 将白术、甘姜用纱布包成药
包，扎紧，放入锅内，加入红
枣、适量水，先用大火烧沸，后
用小火熬1小时，除去药包和红
枣的核，搅拌成枣泥待用。

2. 将鸡内金粉碎成细末，与面
粉混合均匀，将枣泥倒入，加
盐、水，和成面团，将面团分成
若干小团，做成薄饼，锅内放入
油，用小火烙熟即可。

:: 蘑菇炒刀豆

适用人群：适用于胃癌患者的辅助治
　　　　　疗。适于肾虚腰痛、气滞呃
　　　　　逆、风湿腰痛、小儿疝气等
　　　　　患者食用。

用法宜忌：佐餐食用。胃热盛者慎服。

【材料】 蘑菇450克、鲜刀豆荚150克、胡
萝卜80克。

【调料】 川椒、盐、味精、姜片、香油、
植物油。

【做法】 1. 将川椒在锅里用小火焙至酥
脆，倒在砧板上，碾碎成川椒末。

2. 蘑菇洗净；鲜刀豆荚撕掉筋
脉，洗净，胡萝卜去皮，切片。

3. 油锅烧热后煸姜片，倒入蘑
菇、胡萝卜片，翻炒，调入盐、
水、刀豆荚烧3分钟，调入味
精、香油、川椒粉即可。

:: 清蒸内金鱼

适用人群：适用于脾胃虚弱者。

用法宜忌：本品为健脾消食之品，味甘性平、脾虚无积滞者慎用。

[材料] 鸡内金10克、鲫鱼1条。

[调料] 姜末、盐、白糖。

[做法] 1.将鸡内金打成细末；将鲫鱼洗干净，剖腹，去内脏；将鸡内金粉、姜末放入鱼腹。

2.鱼体内外加适量盐、白糖以调味，蒸熟即可。

:: 莲肉糕

适用人群：少食、便溏、泄泻等。

用法宜忌：可经常食用。

[材料] 糯米500克、莲子20克、白糖。

[做法] 1.干莲子加适量水泡发，去心，放在普通锅或高压锅内，加适量水煮至熟烂，以洁净屉布包住莲子，揉碎。

2.糯米洗净，与莲子渣泥拌匀，置搪瓷盆内，加适量水，拌匀蒸熟；待冷后，以洁净屉布将其压平，切块，上盘后再撒一层白糖即可。

:: 八宝藕粉

适用人群：适用于胃脘隐痛、胃内灼热嘈杂、口干喜饮、神疲乏力、消瘦心烦、便干、尿黄等。

用法宜忌：可做点心，每日1次，每次100～200克。

[材料] 藕粉、白茯苓、白扁豆（炒熟）、莲子肉（留心）、川贝母（去心）、怀山药（炒黄）、奶粉各125克。

[调料] 蜂蜜。

[做法] 将除蜂蜜外的七味材料共同研成细末，每次20克，沸水冲调，再加蜂蜜，调匀即可。

:: 酸甜鱼块

适用人群：适合脾胃不和、嗳气胀满、大便稀溏者食用。

用法宜忌：佐餐食用。

[材料] 草鱼300克、鸡蛋1个。

[调料] 葱段、姜末、番茄酱、白糖、胡椒粉、醋、盐、料酒、淀粉、植物油。

[做法] 1.草鱼洗净，剁块，用盐、胡椒粉、料酒、姜末腌渍；鸡蛋打散，与淀粉搅拌，裹在鱼块上。

2.鱼块入油锅炸至金黄，余油爆香葱段，加白糖、醋、番茄酱、盐、水煮成汁，浇在鱼块上即可。

∷ 胡萝卜淮山内金汤

适用人群：适合脾胃气虚之纳差、消化不良者。

用法宜忌：本品不可与酒同食，酒与胡萝卜同食，会造成大量胡萝卜素与酒精一同进入人体，而在肝脏中产生毒素，导致肝病。糖尿病患者可以不放红糖。

[材料] 胡萝卜250克、淮山药20克、鸡内金15克。

[调料] 红糖。

[做法] 1. 将胡萝卜洗净，切块；淮山药去皮，洗净，切块备用。

2. 将胡萝卜、淮山药与鸡内金加水同煮30分钟，加红糖调和即可。

贴心小提示：胡萝卜健脾消食、行气化滞；山药补肺脾肾；鸡内金健脾消食，诸味合用共奏健胃消食之效。

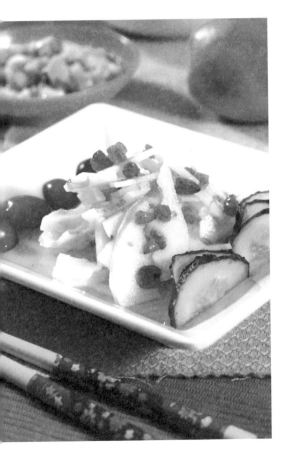

∷ 葡萄藕片

适用人群：适合脾胃虚热、不思饮食、嗳气、胃部感觉胀满者食用。

用法宜忌：佐餐食用。

[材料] 藕、葡萄各500克，葡萄干100克，红樱桃、黄瓜各少许。

[调料] 蜂蜜。

[做法] 1. 樱桃洗净，对切两半；黄瓜洗净，切片；葡萄去皮、子，榨成汁；葡萄干切碎，加入葡萄汁、蜂蜜，拌匀，即成葡萄蜂蜜汁。

2. 藕刮皮，洗净，切成圆片，放入沸水锅中，焯至断生，捞出晾凉，沥干水分。放入葡萄蜂蜜汁，拌匀，放进冰箱冰镇约30分钟，取出装盘，点缀上红樱桃和黄瓜片即可。

乌发明目

中医认为发为血之余，发为肾所主；肾之华在发，血之荣在发。要想头发乌黑漂亮，不仅要精心护理，更要保证肾之精气旺盛。因此，药膳在乌发美容中有非常重要的作用。要使眼睛明亮，则可多食对眼球和视神经有帮助的食物，如肝脏、河鳗、胡萝卜、油菜、茼蒿、芥菜等。

推荐食谱

:: 黑豆炖猪蹄

适用人群：适用于脾肾亏虚，见体虚乏力、饮食减少、精神疲惫、腰膝酸软、面色淡白或萎黄者。

用法宜忌：本品为补脾益肾之品，性较滋腻，脾胃功能不完善、久泻不愈、素体痰湿较重、身体肥胖者不宜久服。

【材料】猪蹄500克、黑豆200克。

【调料】枸杞子、葱段、姜片、盐、胡椒粉、味精。

【做法】1.将猪蹄洗净，切块，入沸水锅中，余烫片刻备用。

2.用温水将黑豆略泡后洗净备用。

3.将猪蹄、黑豆、枸杞子放入锅中，放入葱段、姜片，倒入清水，用大火煮沸后，转小火炖至猪蹄软，拣去葱姜不用。

4.放入适量盐、胡椒粉、味精调味，炖至入味即可。

:: 明目海鲜汤

适用人群：适用于肝肾阴虚，见精神疲惫、腰膝酸软、潮热盗汗、两目干涩、头晕眼花、视物模糊、弱视及近视等人群。

用法宜忌：脾弱不运、久泻不愈、素体痰湿较重、身体肥胖者不宜久服。

【材料】水发海参、鲜蚌肉、鲜蚬肉、熟海螺肉各50克，水发鲍鱼、水发干贝各20克，整鲍鱼贝壳1个。

【调料】鸡汤、味精、盐、黄酒、青笋。

【做法】1.将海参、鲍鱼处理后洗净，切丝，蚌肉、蚬肉、干贝、海螺肉、青笋分别洗净，切成片备用。

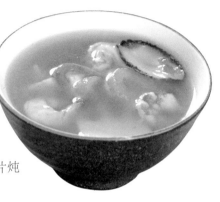

2.将各种海鲜和鲍鱼贝壳一起放入沙锅中，加入鸡汤，用大火煮沸后转小火炖至九成熟。

3.加盐、味精、黄酒调味，放入笋片炖至熟即可。

:: 桂圆首乌羹

适用人群：适用于肾精亏虚，见精神疲惫、腰膝酸软、头发早白、潮热盗汗、面色苍白或萎黄、体虚乏力者。

用法宜忌：本品为补肾益精之品，性较滋腻，脾胃功能不完善、久泻不愈、素体痰湿较重、身体肥胖者不宜久服。

【材料】桂圆肉20粒、制首乌15克、当归6克、红枣6颗、枸杞子10克。

【调料】冰糖。

【做法】1.将制首乌、当归去净灰渣，烘干后研成粉末备用。

2.将红枣洗净，去核，与枸杞子一起切成细粒备用。

3.将桂圆肉剁细备用。

4.锅中倒入适量清水烧沸，加入制首乌、当归粉末，煮沸后放入桂圆肉、红枣、枸杞子、冰糖熬成羹汤即可。

∷ 乌发粥

适用人群：适用于肾精亏虚，见精神疲惫、腰膝酸软、须发早白、潮热盗汗者。

用法宜忌：本品为补肾益精之品，性温味甘，脾胃功能不完善、久泻不愈者不宜久服。

材料 黑米50克、黑豆25克、黑芝麻粉20克、芡实15克、红枣10颗。

调料 红糖。

做法 1. 将材料洗净备用。

2. 锅内放入适量清水，放入黑米、黑豆、红枣、芡实同煮至软烂，再加入黑芝麻粉，搅拌均匀，加红糖再煮2分钟即可。

∷ 首乌黑豆粥

适用人群：对白发症、气血两虚患者有很好的食疗作用。

用法宜忌：每日早或晚1次，每次喝粥150～200毫升。

材料 制首乌20克，黑豆、黑芝麻、冰糖各30克，红枣6颗，大米100克。

做法 1. 制首乌、黑豆、红枣、黑芝麻、大米淘洗干净，去泥沙；冰糖捣碎。

2. 将除冰糖之外的材料放入锅内，加适量水，置大火上烧沸，再用小火煮45分钟，加入冰糖，搅匀即可。

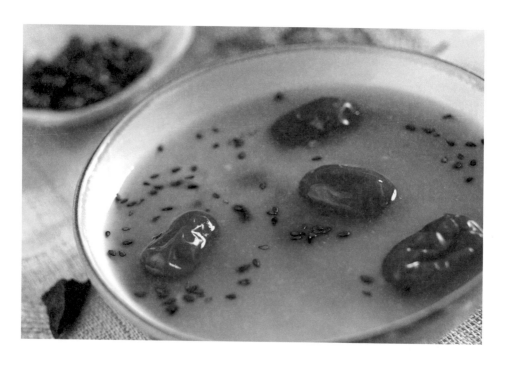

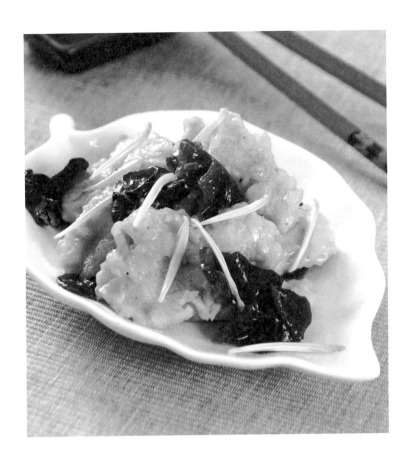

∷ 菊花炒肉片

适用人群：适合于肝阳上扰，见头痛、眩晕、目赤、心胸烦热、疔疮肿毒等人群。

用法宜忌：脾胃功能不完善、久泻不愈、素体痰湿较重、身体肥胖者不宜久服。

[材料] 猪瘦肉500克、鲜菊花瓣100克、黑木耳20克、鸡蛋3个。

[调料] 姜丝、葱花、盐、料酒、味精、淀粉、清汤、植物油。

[做法] 1. 将菊花洗净；猪肉洗净，切片备用。将鸡蛋打入碗中，加入料酒、盐、淀粉，调成糊，投入肉片，拌匀备用。

2. 锅中倒入植物油，烧至六成热时把肉片放入油锅炸熟。

3. 锅内留底油，爆香葱花、姜丝，加熟肉片、清汤、黑木耳、菊花瓣，翻炒均匀。

4. 加入味精调味即可。

延缓衰老

随着时间的推移，细胞在不断地老化，人体结构和机能也在不断衰退，人体老化的过程实际上就是自由基增多的过程。自由基会逐渐破坏细胞，使其无法修复，使机体失去抗氧化能力，体内自由基含量越高，寿命越短。要想防止衰老，达到延年益寿的目的，就要使机体具备中和自由基、修复细胞的能力。每个人衰老的速度是不同的，有的人先白发，有的人先有皱纹……这些都可以根据个人的情况通过饮食来调节。

推荐食谱

:: 山药杜仲腰片汤

适用人群：适用于老年人腰痛腿酸、行走乏力等症。

用法宜忌：吃腰片、山药，喝汤，常吃才有效。

〔材料〕 山药鲜品50克（干品减半）、杜仲6克、鲜猪腰500克。

〔调料〕 盐、味精、植物油、水淀粉。

〔做法〕 1. 鲜猪腰洗净，去筋膜、臊腺，切片，用水淀粉略浆。

2. 锅置火上，放少量植物油，待油热后将腰片放油中爆一下即可。

3. 杜仲加水煮20分钟，取汁备用。

4. 山药去皮，洗净，加水煮熟，加入杜仲及腰片煮沸，加盐、味精调味即可。

∷ 鲫鱼奶白汤

适用人群：适用于体虚、皮肤粗糙无光泽者。

用法宜忌：正常人可作为保健食品食用。

材料 鲫鱼500克。

调料 植物油、料酒、酱油、盐、陈皮、白糖、姜丝、蒜片、豆瓣酱、香菜。

做法
1. 鲫鱼去鳃、鳞，洗净；香菜洗净，切成段备用。
2. 鲫鱼放入油锅中用小火煎一会儿，再翻另一面煎至微黄。
3. 放入酱油、豆瓣酱、料酒、陈皮、白糖、盐、姜丝、蒜片，加入适量水，用大火烧沸，再用小火炖熟至汤成奶白色，加香菜段即可。

∷ 孜然羊肉

适用人群：阴虚造成的白发、皱纹者。

用法宜忌：佐餐食用。

材料 羊后腿肉400克。

调料 料酒、盐、味精、辣椒粉、孜然、葱段、姜片、植物油。

做法
1. 羊肉切成片，放入碗中，加入料酒、盐、少许水，搅匀，加入葱段、姜片，拌匀腌20分钟。
2. 净锅置火上，小火烧热后放入孜然，炒干，盛在砧板上，研压成细末，与辣椒粉一同放在碗中，加入味精拌匀。
3. 将腌好的羊肉放入热油锅中，滑炒至汁水较多，盛出，沥汁，再倒入热油炸至熟，加入孜然、辣椒粉、味精，拌匀即可。

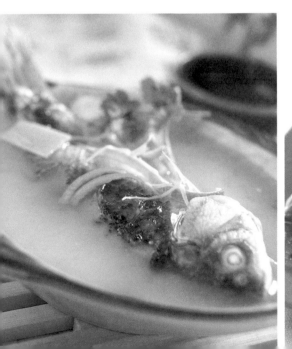

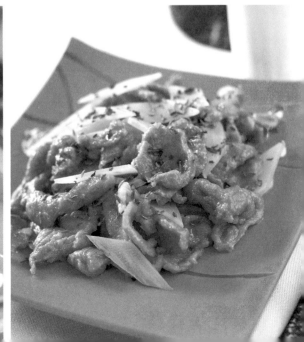

∷ 芪杞炖幼鸽

适用人群：适用于肝肾亏虚、气虚，见
　　　　　眩晕、视力减退、精神疲惫
　　　　　等人群。

用法宜忌：佐餐食用。

材料　黄芪、枸杞子、当归各20克，鸽
　　　子1只。

调料　盐、味精。

做法　1. 将鸽子处理洗净，放入炖盅
　　　内，加入黄芪、枸杞子、当归。
　　　2. 将炖盅放入锅中并隔水炖熟。
　　　3. 加入适量的盐、味精调味
　　　即可。

∷ 生姜红枣茶

适用人群：适用于脾胃虚寒，见头痛、畏
　　　　　寒怕冷、四肢不温等人群。

用法宜忌：本品为温脾暖胃之品，性辛
　　　　　温，肺气虚弱、呼吸无力、
　　　　　自汗者不宜服用。

材料　生姜片30克、红枣50克。

调料　冰糖。

做法　1. 将红枣洗净，去核，打成碎
　　　粒，与生姜片一起放入杯中，用
　　　沸水泡10分钟后可代茶饮。
　　　2. 放入适量冰糖即可。

∷ 桂圆莲子粥

适用人群：适用于有心脾虚引起的心慌、
　　　　　失眠、体虚乏力、须发早白、
　　　　　头发脱落等症状人群。

用法宜忌：心脾虚的患者可经常食用。内
　　　　　热盛、大便干燥者不宜服用。

材料　桂圆肉、莲子各15克，红枣5
　　　颗，糯米50克。

调料　白糖。

做法　1. 莲子去皮、心，洗净；红枣
　　　去核，洗净。
　　　2. 将糯米、红枣、桂圆、莲子
　　　倒入锅内，加适量水后煮熟，加
　　　白糖，拌匀即可。

∷ 薏米酸奶粥

适用人群：早生白发，浮肿体沉者。

用法宜忌：佐餐食用。

材料　薏米100克、大米50克。

调料　酸奶、白糖。

做法　1. 薏米洗净，放入清水中浸泡
　　　30分钟。
　　　2. 大米淘洗净，放入清水中浸
　　　泡30分钟，捞出，沥水备用。
　　　3. 锅内倒入适量清水，加入大
　　　米、薏米，大火煮沸后用勺搅拌
　　　一下，改中火继续煮至米粒、薏
　　　仁均开花，倒入酸奶、白糖，搅
　　　拌均匀即可，待稍凉即可食用。

第四章

以吃做补、以食为疗，
全家人餐桌上的养生经

女性调养食疗方

现代女性日常工作繁忙，压力往往过大，容易造成体力透支和营养失调，因此，调养变得更加重要。但是，任何一种天然食物都不能提供人体所需的全部营养，营养学提出要"平衡膳食"，平衡膳食必须由多种食物组成，才能满足人体各种营养需要，达到合理营养、促进健康的目的。所以，提倡女性朋友们食物种类要丰富，不可因某种食物有特殊的保健功能而拒绝其他食物。

❧ 女性补充蛋白质可延缓衰老

▌蛋白质保持人体细胞和脏器更年轻

蛋白质是维持生命不可缺少的物质，身体组织的修补和更新需要蛋白质的参与，可以说蛋白质与生命息息相关。女人要想永葆青春活力，就必须补充身体需要的蛋白质，爱美的女性更要如此，因为当蛋白质供应不足时，会导致制造皮肤等结缔组织的胶原细胞的合成速度减慢，从而使皮肤失去弹性，变得干燥粗糙，就像缺乏水分的树叶一样发黄、萎缩。从食物中摄取优质蛋白质，可解决这一问题。

▌蛋白质缺乏容易引起哪些疾病

蛋白质－能量营养不良症：主要表现为水肿或者消瘦，严重者会体力下降、抗病能力减弱甚至死亡。

厌食症：这里特别针对以瘦为美的现状，告诫女性朋友们对减肥要有正确的认识，不可一味依靠节食甚至饥饿的手段来减轻体重，一旦引起厌食症，将会对身体产生严重后果。

▌如果蛋白质摄入过量，会引起多种病症

贫血：蛋白质摄入过量，还会加速体内的铁流失，加重女性缺铁状况，引发贫血。

肠胃疾病：蛋白质过量会给胃肠造成强烈的刺激，引起消化不良，出现腹泻、腹胀等症状。

骨质疏松：长期来看，动物性蛋白质摄入过量，会加速骨骼内的钙流失，进而导致女性骨质疏松，甚至发生骨折。

肾脏负担：蛋白质过多，大量氨基酸会给肾脏带来沉重负担，如果原本就有肾脏疾病，则可能会加重病情。

‖适合女性的优质蛋白食物

大豆蛋白：大豆中含有的蛋白质比较接近人体的需要，属于优质蛋白。

动物蛋白：动物蛋白的最好来源是鱼肉，其次还有蛋、奶、瘦肉等。动物蛋白中人体必需的氨基酸种类齐全，比一般的植物蛋白更容易消化，且营养价值相对较高。但是动物蛋白往往含有较多的饱和脂肪酸和胆固醇，长期摄入过量，也容易造成一些疾病，比如血管硬化、脑梗死等。

❧ 不要谈脂色变，脂肪可以让女人更丰腴

‖脂肪可帮助塑造身体曲线

当今，很多女性朋友谈脂色变，似乎脂肪就意味着肥胖，意味着肥胖引起的一系列疾病。而实际上，脂肪不但是日常饮食中必不可少的一部分，而且对保持皮肤健康，身材曲线优美等都起着不可替代的作用。此外，女性体内的脂肪必须占自身体重的22%以上，才能实现受孕、怀胎及哺育后代的基本功能。

脂肪能增加皮肤光泽和润滑。食物中富含的磷脂和脂蛋白类物质，是构成人体皮肤毛发的主要成分，适量摄入可以保持皮肤的柔嫩红润，使皮肤富有弹性、有光泽。反之，如果人体长期缺乏脂肪，皮肤会出现干燥、粗糙、皱纹等损害容颜的问题。

脂肪使女性体形更富于曲线美。众所周知，女性最理想的身材是"S"型，其中胸部曲线塑造的来源正是脂肪，适当合理地摄取脂肪，不但不会导致肥胖，还会使体态更加丰腴，增加女性魅力。

此外，脂肪可以促进体内维生素和矿物质吸收，尤其是促进对钙质的吸收。因此，建议女性在日常饮食中保证摄入适量的脂肪。成年人从脂肪中摄取的能量不超过总摄入能量的30%，也就是相当于每日摄入50～130克脂肪。

▌身体脂肪过少有什么危害

女性体内应含有一定量的脂肪才能保持基本健康。如果体内长期缺乏脂肪，会造成营养障碍，致使体力不佳，轻则影响精神状态，重则影响生理活动，导致内分泌紊乱。

脂肪过少，可能造成闭经和不孕。医学专家指出，女性的体脂百分比至少要达到22%，才能维持正常的月经周期和性欲水平，这也是她们将来能够健康怀孕、分娩及哺乳的最低脂肪标准。在大多数情况下，由于身体脂肪含量过少而不孕的女性通过增重，一般都能顺利地怀孕。

脂肪过少，会造成骨质疏松。由于体内缺乏脂肪，造成雌激素不足，影响钙与骨结合，无法维持正常的骨密度。因此，容易出现骨质疏松、骨折。

脂肪过少，会引起记忆衰退。大脑工作的主要动力来源于脂肪，它能刺激大脑，加速大脑处理信息的能力，增强短期与长期记忆。反之，如果人体内脂肪摄入量和存储量不足，机体营养缺乏，会使脑细胞严重受损，将直接影响记忆力，变得越来越健忘。

脂肪过少，会引起脱发。头发的主要成分有蛋白质和锌、铁、铜等微量元素。如果体内脂肪和蛋白质均供应不足，头发就会频繁脱落、断发，发色变得枯黄，失去光泽，不易梳理。

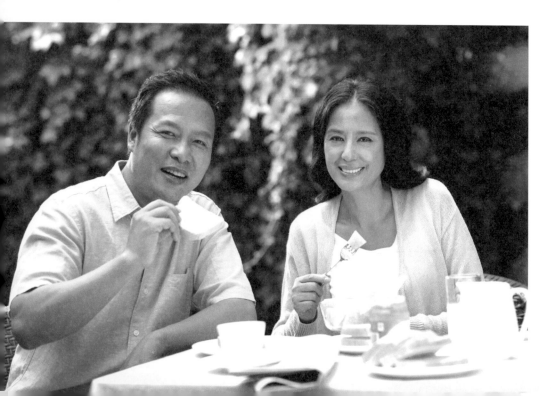

‖ 如何从食物中摄取脂肪

通常所说的脂肪包括脂和油，常温下呈固态的猪油、牛油等动物性脂肪被称为脂，呈液态的芝麻油、豆油等植物性脂肪被称为油。那么如何从食物中正确适当地摄取脂肪呢？动物脂肪和植物油有何区别，孰优孰劣？是否如人们认为的动物脂肪是饱和脂肪酸就不好，而植物脂肪是不饱和脂肪酸就好呢？科学证明，衡量动物脂肪与植物油的好坏，关键在于其本身所含脂肪酸的种类、饱和程度、维生素含量等因素。如鱼油虽然是动物脂肪，但不饱和脂肪酸含量很高，而椰子油虽然是植物油，其饱和脂肪酸含量却很高。

植物性脂肪。植物性食物中多含有不饱和脂肪酸，不含胆固醇，因此，摄取植物性脂肪可以预防心血管疾病。特别是一些含植物性脂肪较多的食物，如花生、瓜子等坚果中含维生素E，对延缓女性衰老发挥着很好的效果。

动物性脂肪。动物性脂肪中饱和脂肪含量较高，但是禽类中不饱和脂肪酸的比例也不低。

❧ 让女人更快乐的糖类

‖ 糖类可改善多变的心情

如果糖类这个名词令你感到陌生，那么说起淀粉、糖、膳食纤维这几种糖类的基本形式，你一定再熟悉不过了。我们平时餐桌上的米饭、馒头等主食，以及水果、蔬菜等食物的主要成分都是糖类。除了能填饱肚子之外，糖类另一个作用就是改善我们的不良情绪。糖果里的单糖和面包里的多糖都能促使大脑分泌一种化学物质，这种化学物质能帮助人们缓解紧张、愤怒、抑郁等情绪。因为糖类在消耗时会使大脑中一种类似化学信使的叫做5-羟色胺的物质将信号转送到大脑的神经末梢，促使人的心情变得安宁、愉快，甚至可以减轻疼痛。失眠的朋友在睡前喝一杯热牛奶或糖水，或者吃1~2片面包，即可安然入睡。这是因为食物促使大脑内产生了更多的5-羟色胺。那么在复杂多变的心情之下，如何获得平静呢？在伤心时吃一些汤、面、粥等慰藉性食物；愤怒时可以选择爆米花、芹菜等坚硬、清脆的食物；窘困时吃香蕉类食物；兴奋、激动时可以吃糖果、饼干等多糖的食物；紧张时吃土豆、面包类食物。另外，啤酒、山楂、玫瑰花、萝卜、橘子、莲藕等食品能促进胃肠蠕动，有健脾养胃、消胀顺气的作用。

▍主食为主，不应变主为次

"人是铁，饭是钢"，食谱中，五谷淀粉类食物为主食，其余是副食。但是日常生活中常有人喜欢以肉食、菜食为主，更有甚者，为了减肥，干脆不吃主食，这种做法是错误的。谷类中的淀粉是复合的糖类，有维持血糖的作用，进食后不会使血糖升高太快，也不致很快出现低血糖。低血糖会导致饥饿感增加而使进食量加大。同时，谷类食物也含膳食纤维，对降低血脂和预防癌症也有一定好处。因此，平衡膳食中糖类、蛋白质和脂肪提供的能量比，应分别占总能量的60%～65%、15%～20%和25%左右。从减肥角度考虑，减重膳食构成的基本原则为低能量、低脂肪、优质蛋白质、含复合糖类；增加蔬菜和水果在膳食中的比重。因此，合理的减肥食谱应在膳食营养素均衡的基础上减少日摄入的总热量，而不是将食物或营养素变得单一。

▍不能以水果代替蔬菜

尽管爱吃水果是一个好习惯，但水果并不能完全代替蔬菜，我们需要的营养必须同时从这两类食物中获得。那种"认为做菜麻烦，可用吃水果来补充"的想法是不正确的。即使蔬菜和水果的营养成分有很多相似之处，但它们毕竟是两类不同的食物，其营养价值各具特色，不能相互替代。蔬菜品种远远多于水果，且多数蔬菜（特别是深色蔬菜）的矿物质、膳食纤维等含量高于水果。蔬菜含糖量低，因而热量也低。香菇、木耳等蔬菜含有一定量的蛋白质，而水果中的蛋白质含量很少。水果中膳食纤维的含量比蔬菜低，蔬菜是人类膳食纤维的主要来源，特别是蔬菜中的膳食纤维成分还具有重要的保健作用。所以，水果和蔬菜最好不要相互替代。

❧ 补充维生素A，保持睛明眼亮

▍维生素 A 的作用

维生素A（vitaminA）又称视黄醇，是人体必需的一种营养素。维生素A最主要的生理功能包括：维持视觉——维生素A是眼睛中视紫质的材料，也是皮肤组织必需的成分，人缺少维生素A会得干眼病、夜盲症等。通常每人每天应摄入维生素A800微克。维持上皮组织的健康——维生素A缺乏时，人体上皮组织干燥、增生、过度角化，抗感染的能力降低，例如泪腺上皮分泌停止，使角膜、结膜干燥、发炎，甚至软化穿孔。皮脂腺及汗腺角化时，皮肤干燥，容易发生毛囊丘疹和毛发脱落。促进生长、发育及繁殖——缺乏维生素A时，骨骼生长不良，生殖功能减退。近年来有关的研究表明，维生素A还具有清除自由基和抗癌等作用。

▌维生素 A 缺乏或过量会造成的后果

缺乏维生素A可能造成的后果。缺少维生素A，首先会使眼睛的黑暗适应能力下降，随即引起夜盲症及干眼病，以及上皮组织分化不良，特别是臂、腿、肩、下腹部皮肤粗糙。

维生素A过量可能造成的后果。成人每天摄入3毫克维生素A，就有导致骨质疏松的危险。每天摄入33毫克维生素A会造成食欲不振、皮肤干燥、头发脱落、骨骼和关节疼痛，孕妇甚至还会引起流产。

尽管补充维生素A十分必要，但考虑其过量引起的副作用，所以，在没有医师指导的情况下，千万不能盲目滥用维生素A，最好的办法就是利用日常食物进行补充。

▌如何通过食物补充维生素 A

含维生素A的食物主要为动物性来源，如动物肝脏、牛奶、奶制品、奶油、蛋类鱼肝油等。而南瓜、土豆、菠菜、胡萝卜等黄色水果和绿叶蔬菜富含 β - 胡萝卜素，这种物质为脂溶性抗氧化剂，是类胡萝卜素家族中的一员，在体内可根据需要被转化为维生素A。正常成年女性每日的维生素A需要量相当于下面任意一种食物，分别是80克鳗鱼、65克鸡肝、75克胡萝卜、125克甘蓝、200克金枪鱼。

🌀 补充B族维生素，增添活力少生病

▌维生素 B₁（硫胺素）保持胃肠畅通

维生素B₁可协助糖类的代谢、能量的生成、维持正常的神经功能。缺乏维生素B₁时，会造成胃肠蠕动缓慢，消化道分泌物减少、缺乏食欲、消化不良等障碍。长期下去，会使人容易疲劳，没有胃口，使皮肤过早衰老、产生皱纹。成人每天需摄入1.3～1.4毫克维生素B₁，它广泛存在于蛋黄、牛奶、瘦肉等食物中，尤其在种子外皮及胚芽中，如米糠、麦麸、黄豆、酵母。此外，番茄、白菜、芹菜及防风、车前子等蔬菜和中药也含维生素B₁。维生素B₁易溶于水，在食物清洗过程中会随水大量流失，经加热后食物中维生素B₁主要存在于汤中。如食物加工过细、烹调不当或制成罐头食品，维生素B$_1$就会大量丢失或破坏。维生素B$_1$在碱性溶液中加热极易被破坏，而在酸性溶液中则相对稳定。因此，在熬粥时不宜放碱，正是为了保护米或豆类所含的维生素B$_1$不被破坏。

维生素 B$_2$（核黄素）促使腺体为你好好工作

维生素B$_2$是人体细胞中促进氧化还原的重要物质之一，促进食物中能量的产生，促进红细胞的产生，参与各种代谢过程，并有维持正常视觉机能的作用。人体如果缺乏维生素B$_2$，就会影响体内生物氧化的进程而发生代谢障碍，继而出现口角炎、眼睑炎、结膜炎、唇炎、舌炎、耳鼻黏膜干燥、皮肤干燥脱屑等症状。在日常生活中，要注意多吃富含维生素B$_2$的食物，以防发生维生素B$_2$缺乏症。维生素B$_2$的主要食物来源有牛奶及其制品、动物肝肾、蛋黄、鳝鱼、蘑菇、菠菜、圆白菜、甜菜、杏仁、胡萝卜、橙子等。如果已出现维生素B$_2$缺乏的症状，就要服用营养素补充剂等类型药物。

维生素 B$_6$ 让你远离妇科病

维生素B$_6$协助食物中能量的释放，参与脂肪代谢，参与红细胞、激素的合成，是神经系统、免疫系统功能维持正常的基础。特别是女性的雌激素代谢也需要维生素B$_6$，它可以帮助女性朋友远离妇科病。对于因服用避孕药而出现情绪悲观、脾气急躁、自感乏力等症状的女性，每日可以补充维生素B$_6$缓解症状。还有些妇女在月经前出现眼睑及手足水肿、失眠、健忘等症状，每日吃维生素B$_6$也有助于消除症状。

绝经期的妇女易发生忧郁症，表现为情绪悲观、脾气急躁、性欲减退、自感乏力等，也可以适当补充维生素B$_6$。更年期的妇女有的手足会长骨刺或刺结节，被称为绝经期关节炎，服用维生素B$_6$配合其他药物也有助于治疗。维生素B$_6$广泛存在于各种食物中，如肉类、鱼类、禽类、豆类、全谷类食物以及蔬果中。富含维生素B$_6$的食物有金枪鱼、瘦牛排、鸡胸肉、香蕉、花生等。

孕育健康宝贝要补叶酸

叶酸又叫维生素B$_9$，是一种广泛存在于绿叶蔬菜中的B族维生素，由于最早是从叶子中提取的，故名叶酸。叶酸在体内的功能和作用主要是参与氨基酸、胆碱、激素、磷脂等化合物的合成；参与和促进核苷酸、核酸等生命物质的合成；维持生长发育和神经发育，这对生长发育活跃的组织细胞尤其重要；参与血红蛋白合成，预防巨幼红细胞贫血。同时，叶酸在预防心血管疾病和癌症方面也具有一定的作用。此外，怀孕、生育，都会让女性营养缺乏，而补充叶酸可以缓解症状。

近期研究发现，叶酸对孕妇尤其重要，如果在怀孕头三个月内缺乏叶酸，可引起胎儿神经管发育缺陷而导致畸形。因此，准备怀孕的女性，最好在怀孕前三个月就开始每天服用400微克叶酸，以保证胎儿正常发育。含叶酸的新鲜食物有菠菜、芦笋、西芹、啤酒酵母、豌豆、圆白菜、橙子、哈密瓜、莴苣。除绿叶蔬菜外，还有胡萝卜、蛋黄、杏、南瓜、豆类、全麦面粉等。

正确补充维生素C，做漂亮女人

‖ 维生素C的缺乏与过量

体内缺乏维生素C时，身体会表现出一系列症状，严重者甚至可引起坏血病。前期会出现体重减轻、四肢无力、衰弱、肌肉关节疼痛等症状，成人还会出现牙齿松动、牙龈肿大、感染发炎等。接下来身体的某些部位会出血，如牙龈或毛囊，长期缺乏维生素C会患牙龈炎、骨质疏松等症。体内多余的维生素C可通过尿液排出体外，但服用过量仍会增加肾脏的负担，产生一些不良反应。

有研究报告指出，若体内有大量维生素C，不利于伤口愈合。每天摄入的维生素C超过1000毫克会导致腹泻、肾结石，甚至还会引起基因缺损。妊娠期服用过量的维生素C，可能影响胚胎的发育。此外，维生素C不会在体内积累，也就是说，即使长期大量服用维生素C，一旦停用，如果不能从食物中获得足够的维生素C时，仍然会出现坏血病症状。

‖ 如何通过饮食摄取维生素C

人体内不能自己合成维生素C，只能靠食物提供。维生素C的主要食物来源是新鲜的水果和蔬菜。辣椒、茼蒿、苦瓜、芦笋、青椒、番茄、甘蓝等蔬菜中维生素C的含量丰富；柑橘类水果、樱桃、鲜枣等也是维生素C的最佳来源。以下常见果蔬中，每100克含维生素C的量分别为，橘子49毫克、萝卜24毫克、甜菜34毫克、草莓60毫克、菠菜59毫克、番茄23毫克、柠檬45毫克、西瓜38毫克、花菜69毫克。维生素C是最不稳定的一种维生素，极易在食物储藏或烹调的过程中流失。此外，微量的铜、铁离子可加快其破坏的速度。因此，只有新鲜的蔬菜、水果或生拌菜才能保证维生素C的含量。

做阳光女人，补充维生素D

▌维生素D可降低乳腺癌发病率

维生素D是一种脂溶性维生素，也被当做一种激素。在所有维生素中，大部分都需要从外部食物中摄取，唯有维生素D的合成与阳光有密切的关系。当有足够的阳光时，维生素D可由皮肤自身合成，这时可以适当减少维生素D的膳食供给。因此，女孩们不要总是躲在阳伞下，要从空调房里走出来，享受一次"阳光早餐"，增加一些户外运动，同样会给生活增加无穷的活力和光彩。

维生素D在人体中的主要生理功能是维持血清钙和磷的浓度，维持神经肌肉功能正常和骨骼健全。它是生命中必需的营养素，也是钙代谢最重要的调节因子。除了主要用于组成和强壮骨骼之外，还可降低结肠癌、乳腺癌和前列腺癌的发病率，对免疫系统也有很好的增强作用。

▌维生素D的缺乏和过量

维生素D缺乏会导致小儿佝偻病和成年人的软骨病。症状包括骨和关节疼痛、肌肉萎缩、失眠、紧张及痢疾腹泻。居住在地球南北极的人和一些常年在室内工作的办公室一族往往无法自身合成足够的维生素D，还有一些疾病也影响维生素D的吸收。另外有报道指出，摄取一定量的维生素D可以降低女性罹患风湿关节炎的风险。维生素D摄入过多时，可能会对身体产生一定的毒性。主要毒副作用是血钙过多，早期征兆主要包括腹泻或者便秘、头痛、没有食欲、头昏眼花、走路困难、肌肉骨骼疼痛及心律不齐等。晚期症状包括皮肤发痒、骨质疏松症、体重下降等。维生素D不应该用于血钙过高的患者。另外，对患有肾结石和动脉硬化的患者来说也必须小心使用，因为维生素D会引起甲状旁腺疾病，削弱肾功能，甚至引起心脏疾病。

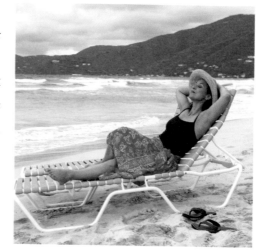

▌如何摄取维生素 D

维生素D主要有两个来源，依靠食物和通过阳光在人体皮肤产生。在不使用防晒品的情况下，每周将脸部、手部和胳膊直接暴露在正午的阳光中2～3次，每次15分钟就足以补充人体全部需要的维生素D。一些高纬度的地区在冬天没有充足的阳光，但人体可以将夏季产生的维生素D储存起来供以后使用。维生素D的食物来源包括鳕鱼肝脏中的油脂以及其他咸水鱼，包括大比目鱼、剑鱼、金枪鱼、沙丁鱼及青鱼等的鱼肝油中。

此外，奶类往往含有比较多的维生素D，是另一种理想的补充源。其他含有维生素D的食物还包括葵花子、肝脏及蛋类等食品。皮质类固醇对维生素D有抵消作用。消胆胺和矿物油会抑制人体对维生素D的吸收，所以，应该避免一起食用。

❧ 补充维生素E，防止容颜衰老

▌抗病防衰的营养素

维生素E是一类由生育酚组成的脂溶性维生素，为淡黄色无臭无味的油状物，不溶于水，溶于油脂，耐热、耐酸并耐碱，很容易被氧化，可作抗氧化剂。维生素E与人体性机能关系密切，可用来防治许多妇科疾病，可治疗免疫性不孕症、无排卵性不孕及习惯性流产等症，可治愈妇女放置节育环后出现的出血或月经过多。维生素E对延缓衰老有一定作用，可减少维生素A及多不饱和脂肪酸的氧化，控制细胞氧化，还可促进伤口的愈合，抑制皮肤晒伤反应，增强循环系统功能。

▌如何通过饮食摄取维生素 E

人体内不能合成维生素E，所需的维生素E都是从食物中取得。在自然界中，维生素E广泛分布于坚果、种子类、豆类、谷类、蛋、鸡（鸭）肫、绿叶蔬菜等食品中，在麦胚油、玉米油、花生油、棉子油中的含量更丰富。食物和食品材料在加工过程中会损失部分维生素E，如绿色蔬菜烹调后损失率65%、坚果焙烤后损失率为80%、谷物加工后损失率为80%。在阳光和空气下风干、加入有机酸、研磨和精炼、制作罐头等加工过程中，维生素E都会遭受不同程度的破坏，因此，它在食品中的含量变化很大。这也是我们提倡吃新鲜食物，避免过度烹调的原因之一。

:: 清蒸鲈鱼（补充优质蛋白质）

【材料】 鲈鱼1条、雪蛤5克、猪五花肉30克、火腿50克、大白菜1片。

【调料】 盐、香菜末、姜、酱油。

【做法】 1. 鲈鱼去鳞，宰杀，洗净，用刀在两面各划浅浅两刀。大白菜叶洗净，切成两半；猪五花肉洗净，切薄片；火腿切薄片；雪蛤用温水泡发，洗净。

2. 将大白菜置入碗中，再放上鲈鱼，摆上猪肉片、火腿片、姜丝，撒上雪蛤，淋上酱油，入锅隔水大火蒸约10分钟，撒上香菜末再蒸1分钟即可。

:: 莲子百合瘦肉汤（补充优质蛋白质）

【材料】 莲子80克、百合30克、猪肉200克。

【调料】 盐、味精、清汤、料酒。

【做法】 1. 猪肉洗净，切成肉末，加入适量料酒、盐稍腌。莲子用温水泡发，去心，洗净；百合用温水泡发，洗净。

2. 将猪肉末倒入大碗中，加入莲子、百合、适量清汤、盐，拌匀，将碗置入锅中蒸约25分钟，加味精调味即可。

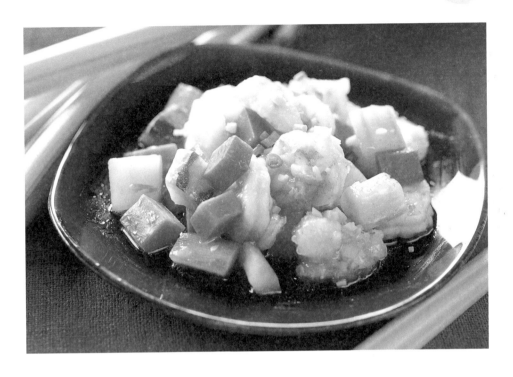

:: 清炒虾仁（补充优质蛋白质）

[材料] 虾仁300克，胡萝卜、青豆各50克。

[调料] 植物油、盐、清汤、干淀粉、水淀粉、香油、料酒。

[做法] 1. 将虾仁洗净，挑去沙线，加料酒、盐、淀粉，拌匀。

2. 胡萝卜洗净，切丁，入沸水锅中焯熟；青豆洗净，入沸水锅中焯去豆腥味，沥水备用。

3. 油锅烧热，放入虾仁略炸，捞起，沥油；锅留底油，加入胡萝卜丁、青豆，略炒，加盐、清汤大火烧沸，用水淀粉勾芡，倒入虾仁稍煮，淋上香油即可。

:: 素炒四季豆（补充B族维生素）

[材料] 四季豆400克、青椒1个、红椒1/2个。

[调料] 盐、植物油、鸡精、姜、葱。

[做法] 1. 四季豆去老筋，洗净，切成段，入沸水锅中焯熟，捞出，沥水备用。

2. 青椒、红椒分别去蒂、子，洗净，切丝；姜、葱分别洗净，切细丝。

3. 锅置火上，倒入适量植物油烧至六成热，放入姜丝、葱丝爆锅，放入青椒、红椒，稍炒，再倒入四季豆，加盐，炒至入味，放鸡精调味即可。

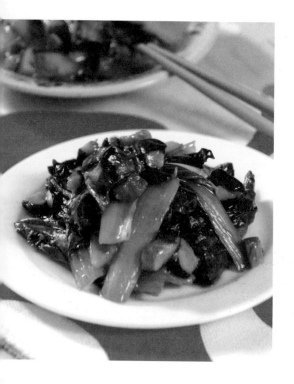

:: 香菇炒油菜（补充B族维生素）

（材料）油菜250克、香菇50克。

（调料）盐、酱油、白糖、水淀粉、味精、植物油。

（做法）1. 油菜择洗干净，控水；香菇泡发，去蒂，挤干水分，切成小丁。

2. 炒锅倒油烧热，放入小油菜，加少许盐调味，炒熟后盛出。

3. 炒锅放入油烧至五成热，再放入香菇丁，翻炒，然后加盐、酱油、白糖，翻炒至熟，加入水淀粉勾芡，放入味精调味，最后放入炒过的油菜，翻炒均匀即可。

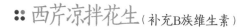

:: 西芹凉拌花生（补充B族维生素）

（材料）西芹300克、花生仁100克。

（调料）香油、盐、味精、葱白、蒜、醋。

（做法）1. 将西芹的老叶摘去，洗净，切段，入沸水锅中焯熟，捞出晾凉，沥水待用。

2. 花生仁洗净，倒入沸水锅中，加入少许盐，用大火煮熟，捞出凉一会儿，沥水待用。

3. 葱白洗净，切细丝；蒜洗净，切成末。将葱白丝、蒜末、香油、盐、味精、醋做成调味汁，与西芹、花生仁一起拌匀即可。

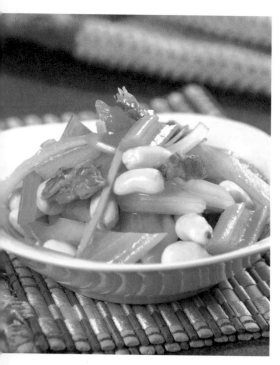

:: 蒜汁茼蒿（补充维生素C）

材料　茼蒿500克、红椒20克。

调料　盐、蒜末、姜末、香油、味精。

做法　1.茼蒿洗净，入沸水中煮熟，捞出，沥水；红椒去蒂、子，洗净，切丝，入沸水稍焯，捞出，沥水。

2.将蒜末、姜末、盐、香油、味精做成调味汁，倒入装有茼蒿的碗中，再倒入红椒丝，拌匀，放入冰箱冷藏5分钟即可。

:: 柠檬西蓝花（补充维生素C）

材料　西蓝花400克、柠檬1个。

调料　盐、白糖。

做法　1.西蓝花洗净，切成小朵，入沸水锅中，加适量盐煮熟，捞出，沥水凉一会儿。

2.柠檬去皮、子，切成小块，放入榨汁机中榨成汁。

3.将柠檬汁倒入装有西蓝花的碗中，加入少许白糖，拌匀即可。若放入冰箱冷藏后再吃会更清爽可口。

:: 豆腐皮拌青椒丝（补充维生素C）

材料　豆腐皮300克，青椒、红椒各50克。

调料　蒜蓉、醋、香油、盐、鸡精、胡椒粉、香菜末。

做法　1.豆腐皮洗净，切细丝，入沸水锅中焯去豆腥味。

2.青椒、红椒分别去蒂、子，洗净，切成丝，入沸水锅中稍焯，捞出，沥水。

3.将蒜蓉、盐、香油、鸡精、醋、胡椒粉、香菜末调成味汁，与豆腐皮、青椒、红椒一同拌匀，放置入味即可。

:: 凉拌苦瓜猪肝（补充维生素C）

材料　苦瓜300克、猪肝100克。

调料　蒜末、姜末、盐、香油、香菜段、醋、料酒、鸡精。

做法　1.苦瓜剖开，去子，洗净，切片，加盐稍腌，再入沸水锅中稍焯，捞出晾凉，沥水备用。

2.猪肝洗净切片，入沸水锅中余熟，捞出晾凉，沥干。

3.将蒜末、姜末、盐、香油、醋、料酒、鸡精做成调味汁，与苦瓜、猪肝一同拌匀，稍置入味即可。

:: 香菜鹅蛋（补充钙、铁）

材料　鹅蛋2个，红椒、香菜段各50克。

调料　植物油、酱油、胡椒粉、盐、味精、葱末、姜末。

做法
1. 红椒去蒂、子，洗净，切成细丝。
2. 鹅蛋煮熟，晾凉去壳，切成若干瓣，装盘备用。
3. 炒锅置火上，倒适量油至四成热，放入葱末、姜末、红椒丝炝锅，添少许清水及酱油、胡椒粉、盐烧开，加味精调味，淋入香油，浇在鹅蛋上，再撒上香菜段即可。

:: 菠菜鸭血豆腐（补充铁、钙）

材料　鸭血200克，豆腐、菠菜各100克，枸杞子10克。

调料　盐、植物油、味精、胡椒粉、高汤、姜丝、香菜段。

做法
1. 菠菜洗净，切段，入沸水中稍焯，捞出，沥水；鸭血、豆腐分别入沸水中稍焯，捞出，沥水，切薄片；枸杞子用清水稍泡，洗净。
2. 沙锅中倒入适量高汤，用大火烧沸，放入鸭血、豆腐、枸杞子，改中火炖煮5分钟，放入菠菜。稍煮，加盐、味精调味，淋入香油，撒上香菜段即可。

:: 沙茶牛肉（补充磷、钾、硒）

材料　牛肉片300克、芥蓝菜叶250克。

调料　植物油、沙茶辣酱、高汤、蒜末、姜丝、料酒、白糖、白酱油、淀粉、鸭蛋清。

做法
1. 牛肉片用鸭蛋清、料酒、白糖、酱油、味精、淀粉抓匀，腌10分钟；芥蓝菜叶洗净，切段。
2. 油锅烧热，将牛肉片下锅，迅速拨散，再用漏勺滤去油。
3. 油锅炒香蒜末、姜丝，放芥蓝菜叶，翻炒，加高汤、沙茶辣酱、酱油、料酒，搅匀煮沸，放入牛肉片，翻炒至汁干即可。

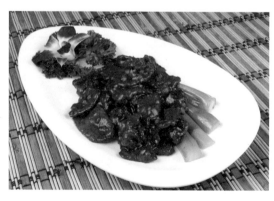

:: 淡菜海带冬瓜汤（补充铁、碘、硒）

[材料] 淡菜30克、水发海带100克、冬瓜块150克。

[调料] 料酒、盐、味精、葱结、姜片、植物油。

[做法] 1. 将淡菜用温水泡软，去尽泥沙；海带洗净，切成菱形块。

2. 锅置火上，放入淡菜，加适量清水、料酒、葱结、姜片，用中火煮至酥烂。

3. 油锅烧热，加入冬瓜、海带，煸炒，放入清水大火煮沸，倒入淡菜及原汤，加入冬瓜块、海带结煮熟，加盐、味精调味即可。

:: 五花肉茶树菇（补充钾、钠、钙、镁、硒）

[材料] 五花肉200克、茶树菇200克、芹菜50克。

[调料] 姜片、蒜末、葱末、红泡椒、酱油、料酒、盐、鸡精、植物油。

[做法] 1. 五花肉洗净，切薄片，加入酱油、料酒，拌匀稍腌；茶树菇洗净，去掉尾部，入清水中稍浸泡。泡椒切碎；芹菜洗净，切成段。

2. 锅内倒适量油烧热，放入姜片、蒜末、葱末、芹菜段，炒香，倒入五花肉，爆炒至肉变色，倒入茶树菇，放少许酱油、料酒、盐，炒匀，加入少许清水，用中火翻炒一会儿，加鸡精调味即可。

:: 红薯粉猪肚（补充镁、钾、钙）

[材料] 红薯粉150克、猪肚200克。

[调料] 葱、姜、清汤、盐、味精、蒜、酱油、香油、面粉各适量。

[做法] 1. 将猪肚用面粉揉搓后清洗净，里外翻洗干净。葱洗净，切成细末；姜洗净，切成末；蒜洗净，剁成蒜泥；将蒜泥、酱油、香油同置于一小碗中，拌匀成调味汁。

2. 红薯粉加入适量清汤，调拌均匀，加葱末、姜末、盐、味精，拌匀，将拌好的红薯粉灌入猪肚内，用线将猪肚缝合、按扁，将猪肚放入蒸笼内大火隔水蒸约30分钟至猪肚熟烂，取出，趁热将猪肚置入净锅中，倒入清汤，加入盐、酱油，拌匀，静置10分钟至猪肚入味，捞出，沥汁，切成薄片，再辅以调味汁食用即可。

男性保健食疗方

现代生活中，关于女性的保养、保健宣传极为常见，其实，男性的保健也不可忽视，尤其是已婚男性，有一副健康强壮且充满旺盛精力的身体，才能更好地承担家庭、社会、工作的责任，维持美满而幸福的生活。但是，承受过多压力的现代男性往往面临亚健康的危险，出现肥胖、精力不振、心情抑郁、雄性荷尔蒙消减、睡眠不佳等状况，甚至有高血压、心脏病、抑郁症等病症。这些危险信号不仅提醒男性要缓解压力、放松精神、多做运动，而且，也是快餐时代食物健康、营养搭配的警惕信号。男性的保健、食补、食疗至关重要，可以让男人养出好身体及好心情。

维生素预防前列腺癌

和其他器官一样，前列腺也是癌细胞侵袭的对象，而且发病率日趋上升，成为中老年男人的致命杀手之一。当遇到癌细胞侵袭的时候，人体免疫系统能够消灭大多数的癌细胞。多吃富含抗氧化剂的食物，能够加强人体免疫系统的功能，预防前列腺癌。维生素A一直被视为强有力的抗氧化剂，能帮助控制男性体内自由基的活动，被广泛地应用于癌症的预防和治疗当中。番茄中的番茄红素，能用来预防和治疗前列腺癌。经常食用富含番茄红素的食物，并且与一定的脂肪一起食用，不仅能使男人更年轻、更强壮，还能有效地预防前列腺癌。

如何从膳食中补充维生素A

最有效的补充维生素A的方法是保证膳食中含有丰富的维生素A或β-胡萝卜素。β-胡萝卜素是合成维生素A的前体物质，胃肠道内一些特殊的酶能催化β-胡萝卜素转化为维生素A，所以，补充β-胡萝卜素就是间接地补充维生素A。维生素A最好的来源是动物性食品，如黄油、蛋类、肝与其他动物内脏。但是过多食用动物性食品，可能会引起身体内的胆固醇升高，因此，应注意摄取富含胡萝卜素的蔬菜，如番茄、胡萝卜、辣椒、红薯、空心菜、苋菜等。有些水果如香蕉、柿子等，维生素A含量也很丰富。

维生素A

需要注意的是，维生素A过量将会引起一定的副作用。成人每天摄入3毫克维生素A，就会有骨质疏松的危险。长期过量摄入维生素A会导致食欲缺乏、皮肤干燥、头发脱落、骨骼和关节疼痛。因此，补充维生素A最好的办法是通过食物进补，需要额外补充维生素A者，一定要遵医嘱。

🌿 B族维生素预防男性高发病

胆碱和维生素 B$_6$ 可治疗抑郁症

水溶性B族维生素中的胆碱和维生素B$_6$对于抑郁症有很好地预防和治疗效果，补充B族维生素能预防男性因压力大带来的抑郁，对保持良好的精神状态很有帮助。

肌醇对糖尿患者有益处

机体中脂肪转化为能量的代谢过程，离不开B族维生素。B族维生素中的肌醇在治疗糖尿病和肥胖症方面也发挥着很重要的作用。在美国，由于肥胖，许多人患有依赖胰岛素1型糖尿病，此病最常见和最有害的并发症之一就是糖尿病周围神经病变，患者肌醇水平较常人大大下降，而这些患者通过服用肌醇，使上述病症得到了有效的预防和缓解。20多年前，美国医学研究发现，中度至严重抑郁症的患者，其脊椎液中的肌醇含量通常比外向、乐观的人要低，这说明体内肌醇的含量与精神状况也有关系。

维生素 B$_2$、维生素 B$_6$、叶酸和泛酸可提高免疫力

补充维生素B$_2$、维生素B$_6$、叶酸和泛酸等B族维生素能帮助人体产生足够的抗体，保护身体免于疾病和恶性肿瘤的侵袭。比如，叶酸缺乏会导致组织中巨幼红细胞形态改变，这可能与癌症前细胞的形成有关。人群流行病学资料证实，叶酸缺乏可能与结肠癌、直肠癌的发生有关，补充后可降低此类癌症发生的危险。

补充维生素 B$_1$、胆碱等能预防老年痴呆

身体状况较差的老年男性很容易患老年性痴呆，补充维生素B$_1$对老年性痴呆病患者能起到轻度改善的作用。胆碱是形成卵磷脂的重要和基本成分，如果经常神经紧张、惊慌失措、感觉记忆衰退，不妨补充胆碱，能有效预防老年痴呆症。胆碱对脂肪

有亲和力，可促进脂肪以磷脂形式由肝脏通过血液输送出去或改善脂肪酸本身在肝脏中的利用，并防止脂肪在肝脏里的异常积聚。如果没有胆碱，脂肪聚积在肝中会出现脂肪肝，处于病态。临床上，常应用胆碱治疗肝硬化、肝炎和其他肝疾病。

维生素C增强男性生殖力

维生素C不仅可以改善皮肤，而且可以降低男性精子的凝集力，有利于精液液化。精子细胞中遗传物质DNA通过维生素C的抗氧化功能得到保护，如果缺乏维生素C，遗传基因容易被破坏，导致精子受精能力减弱以致不育。所以，从某种意义上说，摄入维生素C可以增强男性的生殖能力。男性朋友一定要注意时常给自己补充维生素C。

补充维生素 C，延缓男性衰老

维生素C是水溶性维生素，因能防治坏血病故又名抗坏血酸，是一种高效的抗氧化剂。大多数动物体内可自行合成维生素C，但是人类必须从食物中摄取。维生素C广泛存在于新鲜水果、绿叶蔬菜中。维生素C不仅具有延缓衰老、美白皮肤的功效，还有增强男性活力的功能。

科学饮食补充维生素 C

补充维生素C最好的方法就是多吃新鲜水果和蔬菜，如柑橘类水果、猕猴桃、草莓、番茄等果蔬。以100克水果维生素C的含量来计算，猕猴桃含420毫克、草莓含80毫克、橙含49毫克、橘子含30毫克。另外，男性朋友也可以适当地摄入一些维生素C补充剂。

维生素E，前列腺和美好生活的"护卫使者"

近年来，前列腺疾病的发病概率呈上升趋势。据研究发现，维生素E与前列腺癌的发病率及死亡率息息相关。维生素E能干扰前列腺癌细胞产生的特异性前列腺抗原和雄性激素受体。平时注意补充维生素E的男性，会降低前列腺癌的发病。

▌维生素 E 可提高男性生育能力

维生素E又名生育酚，属脂溶性维生素。维生素E共有8种化合物，其中α-生育酚（α-Tocopherol）最具生物活性，和人体健康关系最密切。生育酚具有提高生育能力的作用，对育龄男子来说，有助于保持雄性激素水平，维护精子的活力，从而提高男性的生育能力。

▌如何饮食补充维生素 E

维生素E缺乏会引起生殖障碍、肌肉、肝脏、骨髓和脑功能异常、溶血性贫血、胚胎发育缺陷等疾病。维生素E广泛分布于动植物组织中，特别是油料种子、谷物、坚果和绿色蔬菜中的维生素E含量都非常丰富。在各种食物中，以麦胚和麦胚油维生素E的含量最为丰富，其次是植物油，如玉米油、橄榄油、花生油、菜子油、大豆油、葵花子油等都是维生素E的重要来源。在通过食物补充维生素E的同时，也可以适当服用一些维生素E补充剂。

▌膳食纤维——男人的清毒养颜素

膳食纤维能将各种毒素吸附、稀释、包裹，并促使其迅速排出体外。长期便秘的男士应该经常食用膳食纤维，以排除体内的毒素。膳食纤维能促进肠道蠕动，缩短了毒物在肠道内停留的时间，加速肠道分解产生的酚、亚硝胺、多环芳烃等毒素的排出，减少肠道对毒素的吸收。另外，膳食纤维酵解产生气体和短链脂肪酸，促进肠道菌群生长，从而间接增加了粪便的体积，达到促进排便的作用，使身体越来越轻松。

▌如何补充膳食纤维

不同食物所含的膳食纤维的功能和质量会有差异，所以，合理选择搭配膳食，保证膳食纤维来源的多样化是十分重要的。植物性食物如谷物、薯类、蔬菜、水果中含有丰富的膳食纤维。

❧ 锌让男人更"性福"

锌是一种对人体健康很重要的微量元素，是人体内有很多酶的组成成分，还参与蛋白质的合成，与DNA和RNA的代谢有关，在体内的含量仅次于铁。更重要的一点是，生殖器官的发育和正常功能的维持、血红细胞中二氧化碳的输送、以及骨骼的正常钙化等都需要锌的参与。锌在免疫系统的形成、稳定调节及维持机体正常免疫功能方面有重要作用。当人体内锌含量不足时，会出现淋巴细胞数量减少、血中免疫球蛋白降低，容易发生肺炎、念珠球菌感染，甚至还会伤风感冒。

▌缺锌会导致男性不育

科学家发现，锌对男性的性功能起着十分重要的作用。锌是睾丸内制造精子的生精上皮所必需的材料之一，缺锌会使性激素分泌减少，从而使性功能不全、睾丸缩小、精子数目减少。缺锌不仅会影响精子的生成、成熟，而且会降低性功能。缺锌还会使精子的活力下降，甚至导致前列腺炎、精阜炎等经久不愈，更有甚者还可能造成男性不育。

▌科学饮食，合理补锌

锌元素主要存在于海产品、动物内脏及瘦肉和粗粮中。精制食物，如糖和孩子们爱吃的蛋糕里几乎都没有锌。日常食物中以瘦肉、猪肝、鱼类、蛋黄等含锌较丰富，海产品中以牡蛎含锌最高。植物性食品中锌的吸收率低于动物性食物，各种植物性食物中含锌量比较高的有豆类、花生、小米、萝卜等。

❧ 铬能预防中老年男性高发疾病

▌防治糖尿病

铬是人体内胰岛素受体间的桥梁。"糖耐量因子"中含有铬，胰岛素的分泌和发挥作用，必须有铬的参与。有些研究表明，糖尿病患者体内含铬比正常人低，补充铬后可加速血糖运转，从而使血糖下降，病情稳定。糖尿病是老年男性的常见疾病，防治糖尿病必须补充足够的铬。

▌防治动脉硬化

体内缺乏铬，容易导致糖和脂肪的代谢障碍，间接导致冠心病。冠心病为中老年男性的高发疾病。研究表明，冠心病患者血浆中铬的水平明显低于正常人，铬缺乏可使循环中的胆固醇水平增高，最终导致动脉硬化。补充铬可降低胆固醇水平，总血清胆固醇下降，高密度脂蛋白胆固醇和载脂蛋白A的浓度增加，从而降低动脉硬化的发生概率。

▍富含铬的食物

铬以小剂量广泛分布在食物中，膳食中铬的主要来源是谷类、肉类及鱼贝类。全谷类食物中所含铬高于水果和蔬菜，粗粮中含铬比细粮中多，在精制糖和面粉中的铬含量很低。在食物的加工过程中铬可能被添加或去除，如酸性食物在和不锈钢接触时能溶取铬。因此，加工过的肉类中铬的含量较高。啤酒、酵母、蘑菇、小鸡、河虾、黑胡椒等食物中铬的含量较高，蛋黄和硬壳果中含铬也不少。所以，正常饮食的人一般并不缺铬。

🐾 镁让男人更有活力

▍镁是精子发育必不可少的元素

镁可以增强生殖能力，提高精子的活力。男性朋友在日常饮食上只要注意营养搭配，不偏食、不挑食，就能保证体内镁的含量正常。镁在人体内可激活多种酶的活性，参与300余种酶促反应，对促进骨骼生长和维持骨骼的正常功能具有重要作用，可用于调节神经、肌肉兴奋性、维护胃肠道的功能。此外，镁离子还具有导泻作用和维护激素的功能。另外，镁是形成骨骼的重要元素，能使男性更强健。

▍如何判断身体是否缺镁

有下列症状的男性，其体内的镁元素可能会缺乏，患有腹泻、肾病、肥胖症、糖尿病、癫痫以及酒精中毒、服用利尿剂降血压的男性，体内缺镁的表现通常为肌肉虚弱、肌肉抽搐和抖动、心律不齐、失眠、腿抽筋、焦躁不安、眼皮颤动等。另外，缺镁还有可能导致记忆力减退、精神紧张、易激动、神志不清、烦躁不安。

▍如何通过膳食补充镁

镁是构成叶绿素的重要元素，绿叶蔬菜中都富含镁。粗粮和坚果也含有丰富的镁，而肥肉、淀粉类食物及牛奶中的镁含量相对要少些。除了食物之外，从饮水中也可以获得少量镁。所以，只要合理搭配饮食，就可以达到补充镁的目的。但是，要切记，钙与镁的比例必须均衡，两者都必须适量，过与不及都对身体有害。

:: 胡萝卜拌海蜇（补充维生素A）

【材料】 胡萝卜400克、海蜇皮150克。

【调料】 植物油、白糖、盐、葱末、蒜末、味精、香油。

【做法】 1.将海蜇皮放入清水中浸泡半天，剥去黑衣，洗净，切丝；胡萝卜去皮，洗净，切丝，加入适量盐，拌匀腌约1小时至出汁水，将汁水滗尽，与海蜇一起盛放入大碗内；将葱末、蒜末均匀地撒在碗中。

2.锅置火上，倒入适量植物油，用大火烧至三成热，放入盐、味精、白糖，稍炒匀，关火，出锅浇在胡萝卜海蜇皮上面，淋入香油，拌匀即可。

:: 番茄牛骨汤（补充维生素A）

【材料】 牛骨段400克，番茄块150克，黄豆50克，牛肉片、土豆块、胡萝卜块各100克。

【调料】 姜片、葱段、盐、料酒、味精。

【做法】 1.黄豆洗净，清水浸泡30分钟；牛骨段与牛肉片放入沸水中汆去血水，捞出备用。

2.煲锅倒入适量清水，加入姜片、牛肉、牛骨及黄豆，倒入料酒，选用小火煲1小时；加入葱段、番茄、土豆、胡萝卜再煲1小时，加入适量盐、味精调味即可。

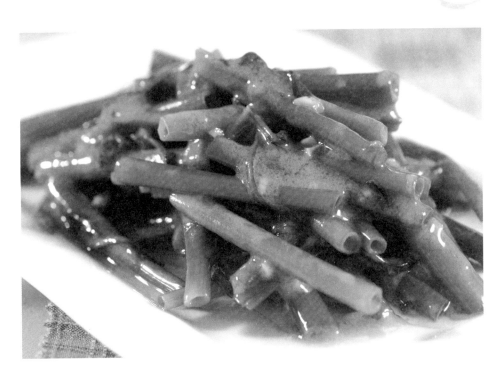

:: 腐乳炒空心菜（补充维生素A）

【材料】 空心菜500克。

【调料】 盐、腐乳、味精、植物油、蒜末、胡椒粉。

【做法】
1. 空心菜去掉老叶及黄叶，用刀切去根部的老梗部分，洗净，切段，入清水中浸泡10分钟，捞出，沥干水分；腐乳放入一小碗中，加入适量清水，捣成腐乳汁。

2. 锅置火上，倒入适量植物油，用大火烧至五成热，放入蒜末爆香，倒入空心菜，用大火翻炒至空心菜熟，淋入腐乳汁，加适量盐、味精、胡椒粉，翻炒均匀至入味即可。

:: 荔枝红枣汤（补充维生素A）

【材料】 荔枝干10克、红枣15克。

【调料】 白糖。

【做法】
1. 将荔枝去壳，洗净；红枣用温水泡发，去核，洗净。

2. 锅置火上，倒入适量清水，大火煮沸后放入荔枝、红枣，改小火煲至荔枝、红枣均熟烂，加红糖煮至溶化，搅拌均匀即可。

∷ 羊杂汤（补充B族维生素）

材料 白萝卜200克，羊肚、羊肺、羊心各50克，羊肝、羊骨各100克。

调料 盐、味精、料酒、姜片、葱段、胡椒粉、花椒。

做法 1. 羊肝、羊肚、羊心、羊骨、羊肺用清水泡洗净，切块，分别入沸水中余去血水，捞出，冲洗净；白萝卜去皮，洗净，切块。

2. 锅内倒入清水，放入羊骨、羊肚、羊肺、姜片、葱段、花椒、料酒，小火煲30分钟，放入白萝卜块、羊心、羊肝煲至羊骨烂，加盐、味精、胡椒粉调味即可。

∷ 红小豆鲈鱼汤（补充B族维生素）

材料 鲈鱼1条、红小豆150克。

调料 盐、味精、白糖、葱段、姜片、植物油。

做法 1. 鲈鱼处理干净，斩成大块；红小豆洗净，入清水中浸泡30分钟，捞出，入沸水锅中煮至七成熟，沥水备用。

2. 油锅烧热后放入鲈鱼块，两面稍煎至金黄，盛入煲锅中，置火上，加入姜片、葱段，倒水大火煮沸，放入红小豆，改小火煲约1小时，加盐、味精、白糖调味即可。

∷ 黄花菜拌黄瓜（补充维生素C）

材料 黄瓜350克、黄花菜30克。

调料 盐、味精、香油、蒜末、香菜。

做法 1. 黄瓜洗净，去两头，切丝；黄花菜用温水泡发，去蒂，洗净，放入沸水锅中煮熟，捞出，沥水，待凉后切两段；香菜择洗净，入沸水锅中迅速稍烫一下，捞出，沥水，切成段。

2. 将盐、味精、香油、蒜末调成味汁；将黄瓜丝、黄花菜、香菜放入同一碗中，倒入味汁，拌匀，静置入味即可。

∷ 糖汁萝卜丝（补充维生素C）

材料 白萝卜300克。

调料 白糖、醋、酱油、蒜末。

做法 1. 白萝卜去皮，洗净，切成粗细均匀的丝。

2. 将蒜末、白糖、醋、酱油一同放于小碗中，拌制成调味汁，倒在白萝卜丝上，拌匀，入冰箱冷藏10分钟，取出即可食用。

:: 椒味莴笋（补充维生素E）

材料　莴笋丝600克，青椒、红椒各50克。

调料　花椒、盐、味精、香油、蒜片、植物油。

做法　1.青椒、红椒分别去蒂及子，洗净，切丝；锅内倒入适量清水，煮沸后分别下入莴笋、青椒、红椒，稍焯，捞出，沥水备用。

2.将莴笋、青椒、红椒同放于一只碗中，加盐、味精，拌匀调味；油锅烧热，放入蒜片、花椒炸出香味，出锅浇在莴笋上，淋入香油，拌匀即可。

:: 菠菜年糕汤（补充维生素E）

材料　年糕100克、菠菜200克、猪瘦肉150克。

调料　酱油、淀粉、盐、姜丝、味精、高汤、植物油、料酒。

做法　1.年糕洗净，切片；菠菜择洗净，入沸水锅中稍焯，捞出，沥水，切段；猪瘦肉洗净，切成丝，加料酒、淀粉、酱油上浆。

2.油锅烧热，放入姜丝炝锅，倒入猪瘦肉丝，翻炒至猪肉变色，倒入高汤煮沸，放入年糕片煮软，加入菠菜段稍煮，加盐、味精调味即可。

:: 木耳芹菜炒肉（补充膳食纤维）

材料　黑木耳30克、芹菜段50克、猪瘦肉200克。

调料　盐、味精、植物油、姜丝、葱段、蒜片、酱油、料酒、淀粉。

做法　1.黑木耳泡发，洗净，撕成小朵；猪瘦肉洗净，切成丝，加入酱油、料酒、淀粉，拌匀上浆。

2.油锅烧热后放入猪瘦肉丝滑熟，捞出，沥油，锅留底油，放入姜丝、蒜片、葱段爆香，倒入芹菜，翻炒，加入黑木耳，用大火炒均匀，放入猪瘦肉丝，爆炒片刻，加盐、味精调味即可。

:: 燕麦鳕鱼羹（补充膳食纤维）

材料　净鳕鱼400克、柠檬1个、鸡蛋1个、燕麦片适量。

调料　盐、白胡椒粉、鸡精、芥末酱、鲜汤。

做法　1.鳕鱼切成小丁；柠檬洗净，切两瓣，挤出柠檬汁备用。

2.在鳕鱼肉丁中调入柠檬汁、盐、白胡椒粉、鸡精，拌匀后腌渍10分钟；鸡蛋磕入碗中，打散。

3.锅内倒入鲜汤煮沸，放入鳕鱼，搅散煮熟，倒入燕麦片煮约2分钟，淋入蛋液，加盐、鸡精调味，放入少许芥末酱即可。

∷ 丹参猪肝汤（补充锌）

[材料] 猪肝300克、丹参60克、油菜50克。

[调料] 盐、味精、清汤、胡椒粉、淀粉、姜丝、葱段、香菜、香油、料酒、酱油。

[做法] 1. 猪肝清洗净，切成片，加入料酒、酱油、淀粉腌渍入味；油菜一片一片掰开，洗净，入沸水锅中稍煮，捞出，沥水备用；丹参洗净；香菜洗净，切段。

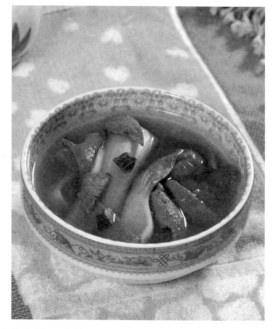

2. 锅置火上，倒入适量清汤，放入丹参大火煮沸，改小火煮约10分钟，下锅中加入4碗水，放入丹参煮沸，转小火熬煮约15分钟，倒入猪肝，放入姜丝、葱段，改大火煮沸，再转小火煮约20分钟，放入油菜稍煮，加盐、味精、胡椒粉调味，淋入香油，撒上香菜段即可。

∷ 麦冬炖白萝卜猪骨（补充锌、钙）

[材料] 麦冬20克、白萝卜250克、猪大骨300克。

[调料] 盐、味精、姜、葱、蒜、料酒、醋。

[做法] 1. 麦冬用清水泡洗净，沥水备用；白萝卜去皮，洗净，切成滚刀块；猪大骨洗净，剁成块。

2. 姜洗净，切成片；葱洗净，切成段；蒜洗净，切成片。

3. 锅置火上，倒入适量清水，用大火煮沸，加入姜片，放入猪大骨块，大火汆去血水，捞出，用清水冲洗净。

4. 煲锅置火上，倒入适量清水，放入姜片、葱段，倒入猪大骨块，烹入料酒、醋，在大火煮沸后改小火，加入麦冬，煲约1小时，再放入白萝卜块继续煮至萝卜熟烂，加盐、味精调味即可。

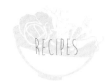

∷ 蘑菇烩蛋白（补充铬）

材料 鸡蛋3个、蘑菇200克、白菜250克。

调料 植物油、盐、味精、胡椒粉、水淀粉、清汤、蒜末、葱段。

做法 1. 鸡蛋洗净，放入冷水锅中。大火煮熟，捞出，放入冷水中浸凉，再剥去壳，切成四瓣，去掉蛋黄，将蛋白放入清汤中浸泡；蘑菇洗净，切成片；白菜择洗净，切成块。

2. 锅内倒油，用大火烧至五成热，放入蒜末爆香，倒入白菜块，大火翻炒至软，加入蘑菇片，一同翻炒均匀，倒入清汤、蛋白，用大火煮至蘑菇熟，加少许盐、味精、胡椒粉调味，用水淀粉勾薄芡，撒上葱段即可。

∷ 蒜薹凉拌黄豆（补充镁）

材料 蒜薹200克、黄豆100克。

调料 辣椒油、盐、花椒、大料、蒜。

做法 1. 将蒜薹择洗干净，切成小段，入沸水中焯熟，捞出，沥水备用。

2. 将黄豆淘洗干净，入清水中浸泡30分钟；蒜洗净，切成细末。

3. 锅置火上，倒入适量清水，放入花椒、大料，大火煮沸，放入黄豆。大火卤煮至黄豆熟，关火，捞出，沥水。

4. 将黄豆与蒜薹放于同一大碗中，加入盐、辣椒油、蒜末，拌匀即可。

∷ 豌豆辣牛肉（补充镁、钾、钙）

材料 牛肉丁200克、豌豆150克、干红辣椒10克。

调料 盐、酱油、味精、料酒、白糖、植物油、淀粉、葱段、姜片、水淀粉、蒜片。

做法 1. 牛肉丁加料酒、酱油、淀粉腌渍，放入热油锅里，滑熟；豌豆洗净，焯烫，晾凉备用。

2. 油锅烧热，并爆香葱段、姜片、蒜片、干红辣椒，再放入豌豆、牛肉丁，烹入料酒，翻炒，再加入少许水、盐、白糖，翻炒入味，加味精调味，用水淀粉勾芡即可。

宝宝成长食疗方

4~6个月

在宝宝断奶之前一定要注意添加辅食，4个月大的宝宝，脸颊和舌头还不够灵活，可以尝试用勺子喂一些果汁和米汤，如果宝宝的下颌跟着运动，能够顺利吃下去，才可以逐渐断奶。断奶之后如果营养不足，不仅会造成宝宝体重增长缓慢、生长发育速度迟缓、生长曲线下降等情况，还会影响智力的发展、破坏身体的免疫功能等。所以，4~6月的宝宝用餐要特别谨慎小心，要注意在容易消化的软烂饮食中加配定量的牛奶。

4~6个月宝宝身体发育状况

4~6个月母乳喂养婴儿体格发育参考值

4~6个月母乳喂养男宝宝体格发育参考值

月龄　指标	体重（千克）	身长（厘米）	Kaup指数
4个月~	7.0±0.1	63.9±2.1	17.2±1.45
5个月~	7.5±0.1	65.9±2.1	17.3±1.45
6个月~	7.9±0.1	67.6±2.1	17.3±1.40

4~6个月母乳喂养女宝宝体格发育参考值

月龄　指标	体重（千克）	身长（厘米）	Kaup指数
4个月~	7.0±0.1	63.9±2.1	17.2±1.45
5个月~	7.5±0.1	65.9±2.1	17.3±1.45
6个月~	7.9±0.1	67.6±2.1	17.3±1.40

以上两表的数据均引自世界卫生组织2006年推荐母乳喂养时提供的5岁以下儿童体重和身高评价标准，身长为卧位测值。Kaup指数亦称儿童体质指数。

‖4～6个月不确定喂养方式婴儿体格发育参考值

4～6个月不确定喂养方式男宝宝体格发育参考值

月龄　　指标	体重（千克）	身长（厘米）	头围（厘米）	胸围（厘米）
4个月～	7.7±0.8	65.7±2.3	42.2±1.3	42.4±2.0
5个月～	8.3±0.9	67.8±2.4	43.3±1.3	43.3±2.1
6个月～	8.7±1.0	69.8±2.6	44.2±1.2	43.9±2.1

4～6个月不确定喂养方式女宝宝体格发育参考值

月龄　　指标	体重（千克）	身长（厘米）	头围（厘米）	胸围（厘米）
4个月～	7.1±0.7	64.2±2.2	41.2±1.2	41.4±2.0
5个月～	7.6±0.8	66.2±2.3	42.1±1.3	42.1±2.0
6个月～	8.1±0.9	68.1±2.4	43.1±1.3	42.9±2.1

以上两表的数据均引自2005年中国九市城区7岁以下儿童体格发育测量值，身长为卧位测值。

孩子的新本事

大动作方面：4个月时，当父母扶着宝宝，他的双腿已经能够支撑起身体；5个月的宝宝平卧时，会举起两腿，还常会由仰卧自由翻身成俯卧，并能把双手从身下抽出来；6个月时，可以扶宝宝坐起，坐不住的可以用棉被放在其身后支撑一下。

精细动作方面：4个月的宝宝会在父母鼓励下，用手抓不远处的玩具；6个月时，给宝宝一张纸，他会抓住纸的两边，试图把纸撕开。

语言方面：4个月的宝宝高兴时会发出清脆的笑声，并对父母的一些动作做出反应；6个月的宝宝能分辨声音，并能高声喊叫。

认知方面：5个月的宝宝知道区别陌生人和熟人，当父母在背后呼唤他的名字时，宝宝会转头寻找呼唤的人。

智力方面：5个月的宝宝会转头四望，头可以自由转动寻找声音来源或追踪物体。眼睛会配合手的抓握和摆弄。在物体附近举起手来，视线在手与物体间来回移动，手慢慢伸向物体后抓握。想抓物品时，两手从身体两侧合向中间，有时仍握拳。双手可能在物品的下方、上方或前方重合，想要触摸、拿握、转动、摇晃物品。视线喜欢搜寻快速移动的物体以及视线移开后所看到的物品。手能挥动移开挡住视线的小型障碍物，认得平日熟悉的物品。

社会适应行为及自理方面：4个月时，宝宝喜欢与人玩耍；5个月时，宝宝会用不同的表情表达自己的情绪；妈妈给6个月的宝宝洗脸或擦鼻涕时，若他不愿意，会将妈妈的手推开。

❧ 4～6个月宝宝每日营养需求

🐍 4～6个月宝宝每日营养素摄取量参考值

能 量	蛋白质	脂 肪	烟 酸	叶 酸
397千焦/千克体重（非母乳喂养加20%）	1.5～3克/千克体重	占总能量的40%～50%	3毫克	80微克
维生素A	维生素B_1	维生素B_2	维生素B_6	维生素B_{12}
1320单位	0.3毫克	0.5毫克	0.3毫克	0.5微克
维生素C	维生素D	维生素E	钙	铁
50毫克	400单位	3单位	400毫克	10毫克
锌	硒	镁	磷	碘
8毫克	20微克	70毫克	300毫克	50微克

❧ 及时添加辅食，保证宝宝成长需要

通常自出生后1个月起，应在母乳（或其他乳品）喂养的基础上添加所缺的营养素。自4月龄起添加各种辅食，其目的是弥补母乳或其他乳品中营养素的不足，同时，也使婴儿从无意识状态起就习惯于进食乳类以外的食物，养成不偏食、不挑食的习惯，认识食物外形，感受其色、香、味，促进认知发展。在此过程中也可逐渐锻炼其咀嚼能力、胃肠道功能，促进萌牙、颌面部发育以及语音发展。需要注意的是，4～6

个月是辅食添加的适应阶段，不要过于强求孩子必需的进食量，如果孩子不愿意吃，也不必着急。

4～6个月宝宝喂养要点

4～5个月的宝宝怎样喂养

宝宝4个月后，消化器官及消化功能逐渐完善，而且活动量也增加，所以，此时的喂养要比4个月前复杂。只要宝宝体重增加正常（平均每天增长15～20克），就不用急于增加辅食。如果母乳越来越少，宝宝与以前相比，体重在10天之内只增加100克左右，就需要加牛奶或其他辅食了。在母乳基础上，牛奶的喂养量可维持在每天300～600毫升。宝宝4个月后，母乳中含的营养已经难以满足宝宝发育的全部需要，而且，宝宝体内来自母体的铁已耗尽，母乳或牛奶中的铁又远远不能满足需要，如果不及时补充，宝宝就会出现缺铁性贫血。为此，这个月里，妈妈应及时给宝宝添加蛋黄。4个月的婴儿唾液腺逐渐发育，已具备淀粉酶的分泌能力，可添加谷类辅食，如米汤等。

5～6个月的宝宝怎样喂养

母乳喂养的宝宝，如果10天之内体重只增重120克左右，就应该给宝宝添加200毫升牛奶。牛奶喂养的宝宝，如果10天内体重增加保持在150～200克，就比较适宜，如果超出200克就要加以控制。每天牛奶总量不要超过1000毫升，不足的部分用代乳食品来补足。给5～6个月的宝宝添加的辅食应以粗颗粒食物为好，因为，此时的宝宝已经准备长牙，有的已经长出了一两颗乳牙，咀嚼食物可以训练咀嚼能力。同时，这一时期已进入离乳初期，因此，每天可给宝宝吃一些鱼泥、蛋黄泥等食物，可补充身体所需的铁和动物蛋白质，也可给宝宝吃稀粥、烂面条等来补充热量。

6～7个月的宝宝怎样喂养

宝宝6个月以后，可以试着喂一些普通食物，这个时候宝宝开始对咸的食物感兴趣。无论是吃母乳还是吃牛奶，此时宝宝的主食仍以乳类食品为主，代乳食品只能作为一种试喂品让宝宝练习着吃。增加半固体的食物，如米粥或面条，1天只加1次，因为，粥的营养价值与牛奶、母乳相比要低得多。此外，米粥中还缺少宝宝生长所必需的动物蛋白。因此，粥或面条1天只能加1次，而且，要制作成鸡蛋粥、鱼粥、肉糜粥、肝末粥等给宝宝食用。如果体重正常增加，可以停喂1次母乳或牛奶。宝宝6个月后，可将香蕉、水蜜桃、草莓等水果压碎后给宝宝吃，苹果和梨可用勺刮碎吃。

牢记添加辅食的原则要领

‖ 循序渐进，逐渐增加是基本原则

对婴儿来说，辅食是未曾接触过的新事物，机体会有一个识别和认同的过程，因此，应循序渐进，在数量和品种稳定的基础上逐渐增加。婴儿添加辅食应遵循的原则为：由少到多，如蛋黄从试量到1/4个，再逐渐增加到1/2个；由稀到稠，如米汤、稀粥、米糊逐渐过渡到稠粥、软饭；由细到粗，如菜汁、菜泥到碎菜、菜叶片；从植物性食物到动物性食物，如谷类、蔬菜、水果至蛋、鱼、肉、肝。

添加辅食还要遵循从一种食物到多种食物的原则。每种食物从开始添加时的少量逐渐增加到所需量，一般要经历7～10天才能使婴儿的消化、吸收功能适应并稳定下来。随后，再添加另外一种食物。在婴儿患病期间，不要增添新食物或新辅食。

‖ 为宝宝多选一些富含矿物质的食物

由于胎儿晚期储备不足及出生后未及时添加某些营养素，婴儿可能会较早出现生长迟滞、贫血及佝偻病等状况，配膳时可选用相应富含矿物元素的食物进行调节。

富含碘、钙、铁、锌的日常食物（每100克含量）

含量	高含量	次高含量
碘	>20微克：紫菜、海带、淡菜、虾皮、海米、豆腐干、鹌鹑蛋、鸡蛋	<20微克：羊肝、猪肝、墨鱼、鸡肉、牛瘦肉、小白菜、黄豆、青椒、豆腐、平鱼
钙	>600毫克：芝麻酱、配方奶粉、虾皮、黑芝麻粉、奶酪、全脂奶粉、婴儿营养粉	<600毫克：荠菜、黑油菜、豆腐干、豆腐、绿苋菜、小油菜、燕麦片、鲜牛乳
铁	>20毫克：黑木耳、松蘑、芝麻酱、鸭血、五香豆腐干、鸡血、鸭肝、猪肝	<20毫克：河虾、羊肝、黑油菜、瘦肉、红糖、蛋黄、苋菜、菠菜
锌	>10毫克：鲜扇贝、小麦胚粉、牡蛎肉、小核桃（熟）、沙鸡	<10毫克：猪肝、羊瘦肉、口蘑、白蘑、鸭肝、牛前腱肉

:: 苹果汁

（材料） 带核苹果1/2个。

（做法） 1. 苹果洗净，去皮、核，切块。

2. 将苹果块放入榨汁机里，打成汁即可，或用磨泥器磨成泥后挤压出汁亦可。

:: 黄瓜汁

（材料） 黄瓜1/2根。

（做法） 1. 将黄瓜洗净，去皮，切段。

2. 将黄瓜段放入榨汁机里，打成汁即可，或用磨泥器磨成泥后挤压出汁亦可。

:: 大米汤

（材料） 大米100克。

（做法） 1. 大米淘好后，加水大火煮沸，调小火慢慢熬成粥。

2. 粥好后放3分钟，用勺子舀取上面不含饭粒的米汤，放温即可喂食。

:: 猕猴桃汁

（材料） 猕猴桃2个。

（做法） 1. 猕猴桃去皮，切块。

2. 将猕猴桃块放入榨汁机，加水，搅拌榨汁即可饮用。

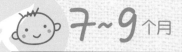

7个月以上的宝宝有了较强的味觉能力，在这个时候给断奶的宝宝添加新的食物，可能会遭到宝宝的拒绝。所以，让这个时候的宝宝吃进味道各异的食物，不仅需要耐心，还要注重食物的搭配和味道。这个阶段的宝宝可以食用一些副食品，但最好保持原汁原味，减少婴儿肾脏负担，同时喝一些配方奶粉以保证营养。要鼓励宝宝自己用勺子吃饭，可能会吃的满头满脸，但能够提高宝宝对食物的兴趣。

7～9个月宝宝身体发育状况

7～9个月母乳喂养婴儿体格发育参考值

7～9个月母乳喂养男宝宝体格发育参考值

指标 月龄	体重（千克）	身长（厘米）	Kaup指数
7个月～	8.3±0.1	69.2±2.2	17.3±1.4
8个月～	8.6±0.1	70.6±2.2	17.3±1.4
9个月～	8.9±0.1	72.0±2.2	17.2±1.4

7～9个月母乳喂养女宝宝体格发育参考值

指标 月龄	体重（千克）	身长（厘米）	Kaup指数
7个月～	7.64±0.12	67.3±2.3	16.9±1.5
8个月～	7.95±0.12	68.7±2.4	16.8±1.5
9个月～	8.23±0.12	70.1±2.4	16.7±1.5

以上两表的数据均引自世界卫生组织2006年推荐母乳喂养时提供的5岁以下儿童体重和身高评价标准，身长为卧位测值。Kaup指数亦称儿童体质指数。

▌7～9个月不确定喂养方式婴儿体格发育参考值

7～9个月不确定喂养方式男宝宝体格发育参考值

指标 月龄	体重（千克）	身长（厘米）	头围（厘米）	胸围（厘米）
7个月～	9.05±1.03	71.2±2.6	43.6±1.3	44.2±2.1
8个月～	9.35±1.04	72.6±2.6	45.3±1.3	44.9±2.0
9个月～	9.64±1.06	74.1±2.6	45.7±1.3	45.3±2.0

7～9个月不确定喂养方式女宝宝体格发育参考值

指标 月龄	体重（千克）	身长（厘米）	头围（厘米）	胸围（厘米）
7个月～	8.44±0.96	69.6±2.5	43.6±1.3	43.4±2.0
8个月～	8.74±0.99	71.1±2.6	44.1±1.3	43.8±1.9
9个月～	9.01±1.00	72.5±2.7	44.5±1.3	44.2±2.0

以上两表的数据均引自2005年中国九市城区7岁以下儿童体格发育测量值，身长为卧位测值。

↜ 孩子的新本事

大动作方面：7个月时，孩子能够独坐玩耍10分钟以上。扶着宝宝双手手腕，可以站1分钟以上。

精细动作方面：宝宝7个月时，可以把东西从一只手换到另一只手；8个月的宝宝在拿小物品时，可以用拇指与其他手指相对夹起东西。

语言方面：7个月的宝宝会用两手作揖表示"欢迎"；8个月时，孩子会发出ma、ba等单音节。

认知方面：7个月的宝宝对外界事物已经很关心了，这时妈妈可引导孩子用手指出五官，到8个月时宝宝就可以准确地指出身体的部位了，你的鼓掌会让宝宝开心。

智力方面：7个月的宝宝看见熟人会用笑来表示认识他们，看见亲人便要求抱，如果把他喜欢的玩具拿走他会哭闹；对新鲜的事情会惊奇和兴奋，从镜子里看见自己，会到镜子后边去寻找；8个月的宝宝能够通过接触记住一些反义词（冷／热、软／

硬），能够理解一些短语的含义，主要是日常生活中常用到的。因此，当你们来到浴室，他就知道"该洗澡了"。

社会适应行为及自理方面：7个月的孩子会要求抱自己；到了8个月，会哇哇叫，与人玩或独处时会自然地发出各种声音。

这一阶段孩子会把不喜欢的东西推出去；大、小便前会有声音或动作的表示。

7～9个月宝宝每日营养需求

7～9个月宝宝每日营养素摄取量参考值

能 量	蛋白质	脂 肪	烟 酸	叶 酸
397千焦/千克体重（非母乳喂养加20%）	1.5～3克/千克体重	占总能量的35%～40%	3毫克	80微克
维生素A	维生素B$_1$	维生素B$_2$	维生素B$_6$	维生素B$_{12}$
1320单位	0.3毫克	0.5毫克	0.3毫克	0.5微克
维生素C	维生素D	维生素E	钙	铁
50毫克	400单位	3单位	400毫克	10毫克
锌	硒	镁	磷	碘
8毫克	20微克	70毫克	300毫克	50微克

解决换乳期的困惑

在断离母乳前，应当为婴儿添加牛乳或其他乳品，并逐渐以牛乳或其他乳制品替代母乳，这个过程通常要经历几个月，所以又叫换乳期。

换乳期的时间到底有多长

对按时添加辅食并已养成进食习惯和顺应牛乳喂养的宝宝，1岁左右是适当断离母乳的年龄。在辅食来源不充分或婴儿还不太适应辅食和代乳品，或小儿患病，或正值盛夏、寒冬等情况下，母乳喂养可延至出生后第二年。母乳是幼儿获得能量和蛋白质的重要来源，也有助于幼儿抵抗某些感染性疾病。尽管这里讲的是断离母乳，但并不是不再给婴儿喂奶，而是用牛乳或其他乳制品替换母乳。

▌断离母乳的认识误区

有很多人认为6个月以后母乳质量下降了必须断奶，事实并不是这样。母乳到6个月以后营养成分会发生变化，脂肪含量会有所上升，但总体上蛋白质的含量还是很高的。产生上面所说的误解主要是因为6个月以后的宝宝，生长发育所需的营养物质的量会大幅度增长，这时仅靠妈妈的奶量，已经不能满足宝宝的发育需要了。

🌊 换乳期的喂养技巧

▌细心观察

在逐渐减少母乳喂养次数的换乳期内，乳母在每次换用牛乳喂养婴儿时要注意语言抚慰和眼神交流，使婴儿的精力充分集中于进食，喂养完后要与婴儿一同玩耍片刻。

在换用牛乳的同时，要注意培养婴儿进食辅食的习惯，并随着辅食品种和数量的逐渐添加，观察婴儿消化、大便情况。先用牛乳将白天的母乳喂养替换下来，随后停止夜间母乳喂养。如果婴儿进食的辅食量少，可用牛乳补充，以满足其生长需要。

▌逐渐替换

在准备断离母乳前，应逐步为婴儿添加牛乳或其他乳制品，从小量开始逐步增加到替换一次母乳，随后逐渐以牛乳或其他乳制品完全替代母乳。同时，应该继续添加辅食，增加辅食的量和品种达到以主副食为主的幼儿膳食模式。用于替代母乳的牛乳或乳制品只是总膳食食谱中的非主要部分，而不是婴儿原先以乳类食品为主的喂养方式。当婴儿已经养成进食习惯、适应牛乳喂养及家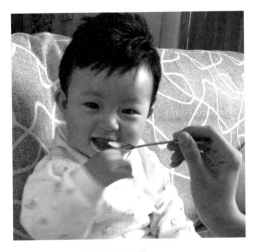
庭自制辅食可满足婴儿需要后，通常在1岁左右就可以顺利断离母乳。

7～9个月宝宝喂养要点

7～8个月的宝宝怎样喂养

宝宝长到7个月时，已开始长出乳牙，有了咀嚼能力，同时，舌头也有了搅拌食物的功能，对饮食也越来越多地显示出个人的爱好，喂养也必须随之改变。

这个阶段的宝宝可继续吃母乳和牛奶，但是，母乳和牛奶中所含的营养成分，尤其是铁、维生素、钙等已不能满足宝宝生长发育的需要，同时，乳类食品提供的热量与宝宝通过日益增多的运动量所消耗的热量不相适应，已不能满足宝宝的需要，此时，应该是进入离乳的中期了。这一阶段，奶量只保持在每天500毫升左右即可，要增加半固体性的代乳食品，用谷类中的米或面来代替2次乳类品。在每日奶量不低于500毫升的前提下，减少2次奶量，用2次代乳食品来代替。代乳食品可选择馒头、饼干等。

8～9个月的宝宝怎样喂养

用母乳喂养的宝宝一过8个月，既使母乳充足，妈妈也一定要狠下心来实行换奶，这时不能把牛奶作为宝宝的主食，一定要增加代乳食品，但是，每天牛奶总量仍要保持在500～600毫升。

继续增加辅食的话，可食用碎菜、鸡蛋、粥、面条、鱼、肉末等。辅食的性质应以柔嫩、半固体为好。少数宝宝此时不喜欢喝粥，而是对成人吃的米饭感兴趣，也可以让宝宝尝试吃一些。给宝宝做的蔬菜品种应多样，如胡萝卜、番茄、洋葱等。

对经常便秘的宝宝可选菠菜、卷心菜、萝卜、葱头等含纤维多的食物。宝宝满8个月后，可以把苹果、梨、水蜜桃等水果切成薄片，让宝宝拿着吃。

9～10个月的宝宝怎样喂养

宝宝长到9个月以后，乳牙已经萌出4颗，消化能力也比以前增强。母乳充足时，除了宝宝早晚睡觉前喂一次外，白天应该逐渐停止喂母乳。如果白天停喂母乳较困难，宝宝不肯吃代乳食品，也要耐心地逐步将母乳完全断掉。此时，用牛奶喂养宝宝，仍应保证在每天500毫升左右，代乳食品可安排3次，因为，此时的宝宝已逐渐进入离乳后期。适当增加辅食，可以是软饭、肉（以瘦肉为主），也可在稀饭或面条中加肉末、鱼、蛋、碎菜、土豆、胡萝卜等，用量应比上个月有所增加。增加点心，比如在早午饭中间增加饼干、烤馒头片等固体食物；补充水果。

推荐食谱

:: 番茄猪肝泥

材料 番茄100克、鲜猪肝20克。

调料 白糖。

做法 1. 将鲜猪肝洗净，去筋膜，切碎成末；番茄洗净，去皮，捣成泥。

2. 把猪肝末和番茄泥拌好，放入蒸锅，上笼蒸5分钟，熟后再捣成泥，加入适量白糖，拌匀即可。

:: 香菇鸡肉粥

材料 大米、鸡脯肉各50克，鲜香菇2朵。

调料 植物油。

做法 1. 大米淘洗净；鲜香菇洗净，剁碎；鸡脯肉洗净，剁成泥状。

2. 锅内倒油烧热，加入鸡肉泥、香菇末，翻炒片刻。

3. 把大米放入锅中，翻炒数下，使之均匀地与香菇末、鸡肉泥混合。

4. 锅内加水，加盖大火煮沸，再转小火熬至黏稠即可。

:: 水豌豆糊

材料 豌豆10粒、肉汤2大勺。

做法 1. 将豌豆洗净，放入沸水中炖煮熟烂。

2. 取出炖烂的豌豆，捣碎，去粗皮，过滤后与肉汤一起搅匀即可。

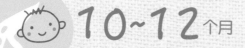

10~12个月

10个月大的孩子能食用更多的断奶食品，但父母们还是不能操之过急，孩子的食物仍要软烂细碎，并且要食用全脂的乳制品。这个时候的孩子处于神经系统发育旺盛期，父母们不要过分追求食物的精细，因为，谷物粮食过于精细会造成维生素流失严重，从而影响孩子的智力发育和视力发育。这一时期的孩子还不能食用过多的小分子蛋白质食品，会产生过敏反应，影响孩子身体健康。

10~12个月宝宝身体发育状况

10 ~ 12个月母乳喂养婴儿体格发育参考值

10~12个月母乳喂养男宝宝体格发育参考值

月龄＼指标	体重（千克）	身长（厘米）	Kaup指数
10个月～	9.16±0.11	73.3±2.3	17.0±1.40
11个月～	9.41±0.11	74.5±2.3	16.9±1.40
12个月～	9.65±0.11	75.7±2.4	16.8±1.35

10~12个月母乳喂养女宝宝体格发育参考值

月龄＼指标	体重（千克）	身长（厘米）	Kaup指数
10个月～	8.48±0.12	71.5±2.5	16.6±1.50
11个月～	8.72±0.12	72.8±2.5	16.5±1.45
12个月～	8.95±0.12	74.0±2.6	16.4±1.45

以上两表的数据均引自世界卫生组织2006年推荐母乳喂养时提供的5岁以下儿童体重和身高评价标准，身长为卧位测值。Kaup指数亦称儿童体质指数。

▌10 ～ 12 个月不确定喂养方式婴儿体格发育参考值

10 ～ 12个月不确定喂养方式男宝宝体格发育参考值

月龄 \ 指标	体重（千克）	身长（厘米）	头围（厘米）	胸围（厘米）
10个月～	9.92±1.09	75.5±2.6	46.1±1.3	45.7±2.0
11个月～	10.21±1.04	76.9±2.8	46.5±1.3	46.2±2.0
12个月～	10.49±1.15	78.3±2.9	46.8±1.3	46.6±2.0

10 ～ 12个月不确定喂养方式女宝宝体格发育参考值

月龄 \ 指标	体重（千克）	身长（厘米）	头围（厘米）	胸围（厘米）
10个月～	9.28±1.01	73.8±2.8	44.9±1.3	44.6±2.0
11个月～	9.54±1.03	75.3±2.8	45.2±1.3	45.0±1.9
12个月～	9.80±1.05	76.8±2.8	45.5±1.3	45.4±2.0

以上两表的数据均引自2005年中国九市城区7岁以下儿童体格发育测量值，身长为卧位测值。

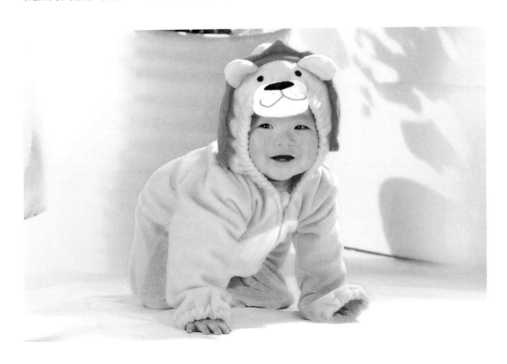

10～12个月宝宝每日营养需求

10～12个月宝宝每日营养素摄取量参考值

能 量	蛋白质	脂 肪	烟 酸	叶 酸
397千焦/千克体重（非母乳喂养加20%）	1.5～3克/千克体重	占总能量的35%～40%	3毫克	80微克
维生素A	维生素B$_1$	维生素B$_2$	维生素B$_6$	维生素B$_{12}$
1320单位	0.3毫克	0.5毫克	0.3毫克	0.5微克
维生素C	维生素D	维生素E	钙	铁
2.0～35毫克	400单位	3单位	400毫克	10毫克
锌	硒	镁	磷	碘
8毫克	20微克	70毫克	300毫克	50微克

10～12个月宝宝喂养要点

10～11个月的宝宝怎样喂养

10个月以后的宝宝，乳牙已经长出4～6颗，有一定的咀嚼能力，此时，可以尝试断掉母乳，用代乳食品和牛奶喂养。断母乳后，用主食代替母乳。除了一日三餐可用代乳食品外，上、下午还应该各安排1次牛奶和点心。用牛奶喂养宝宝，应减少牛奶量，每天牛奶量不超过500毫升。宝宝可以吃点烂饭之类的食物，辅食的量也应该比上个月略有增加。

11～12个月的宝宝怎样喂养

宝宝将近1岁时，已经可以正常地吃主食了。有些妈妈认为离乳是连牛奶都要停止吃的，这是错误的。因为，宝宝在生长发育的过程中，无论如何都不能缺少蛋白质。虽然在宝宝的食谱中有动物性食品的安排，但量还不足，而牛奶则是最佳的补充食物。至于牛奶的量，可根据宝宝吃鱼、肉、蛋的量来决定。一般来说，宝宝每天补充牛奶的量不应该低于350毫升。宝宝离乳后，谷类食品成为宝宝的主食，热能的来源大部分也要靠谷类食品提供。因此，宝宝的膳食安排要以米、面为主，同时，搭配动物食品及蔬菜、豆制品等。随着宝宝消化功能的逐渐完善，在食物的搭配制作上也可以多样化，最好能经常变换花样，如小包子、小饺子、馄饨、馒头、花卷等，以提高宝宝进食的兴趣。同时，要培养宝宝自己用勺进食的习惯。

10~12个月宝宝饮食习惯的培养要点

宝宝自己用汤匙

宝宝这个时期的吞咽能力和手部动作会比前几个月好很多，因此，可以试着让宝宝自己拿汤匙，但爸爸妈妈仍需陪在旁边，以防宝宝不小心伤到自己，不可以选择有尖角的汤匙。宝宝自己进餐，会将食物撒满桌子，手、脸和衣物也搞得很脏，这是宝宝学习成长的必经阶段，随着年龄的增长会逐渐改善，父母要保持冷静与温和的态度，保证进餐时的气氛要始终轻松、愉快。

吃饭的示范

有些营养丰富的食物在味道上可能不太容易被宝宝接受，此时，妈妈和爸爸的示范作用就很重要了。如许多宝宝开始都不太爱吃胡萝卜，但当他们看到爸爸和妈妈大口地吃着胡萝卜时，就会有兴趣尝试一下。当然，就算宝宝坚持不肯吃，也可以在下次换个手法吃给宝宝看，这样，宝宝慢慢地就会有兴趣了。

不要勉强宝宝吃饭

当宝宝撅起嘴巴，扭头躲避勺子，并推开妈妈的手时，表示现在不想再吃，这时切忌强喂，否则，容易使孩子厌食。

配合宝宝用手进食

宝宝开始喜欢自己拿着食物吃，不让他拿时会哭闹。妈妈要制作一些宝宝能够拿在手中、又易于消化的食物，这样不但能训练宝宝手、眼的协调能力，提高宝宝的动作技巧，还能增加他对饮食的兴趣。许多食品都能制成手持食物，如番茄、南瓜、红薯、面包、饼干、鸡蛋饼等。

▍循序渐进断母乳

前几个月的辅食添加为断母乳提供了方便，此时，妈妈应尽可能自然断奶，逐步减少喂母乳的时间和量，代之以配方奶和辅食，直到完全停止母乳喂养。不要采用将药物或辛辣食物涂在乳头上的强制断奶法，以免给宝宝的心理造成不良影响。断奶应选择气候适宜的春秋季节，最好别在夏天断奶，另外，宝宝生病时也不要断奶。

▍与父母同桌进餐

与父母同桌进餐，对提高宝宝的食欲大有益处。进餐时，桌上丰盛的食品，色、香、味俱全的菜肴，都可以让宝宝尝一尝，如尝酸味的时候，告诉他"这是酸的"。这些视、听、嗅、味的感觉信息，经过大脑的活动，有效地进行组合，使宝宝增加对食物的认识和兴趣。此时，还可以手把手地训练孩子自己吃饭，既满足了宝宝总想自己动手的愿望，又能进一步培养其独立用餐的能力。

▍吃饭不说话

这个时期的宝宝开始咿呀学语，十分可爱，但在吃饭或喂食的时候，一定不要引逗宝宝说笑，否则，食物有可能呛入气管，同时，也不利于良好进食习惯的养成。

▍宝宝的食欲不佳怎么办

经过前几个月的辅食添加，到了这个月多数宝宝都已经能够适应辅食了。但是也有一些宝宝总是食欲不佳，吃几口就不吃了。要解决这些问题，可以试试以下方法：

1.对于正常发育中出现的短时减食或因自主性格的萌芽而不想吃饭时，可以等待，不必过于担心。

2.要耐心，宝宝的食物一定要切碎、撕小，一次喂一小口，等他吃完了再喂第二口，以免噎住，不要催促。

3.饭菜的口味要掌握好，不要太咸或太淡，要注意色、香、味搭配。

4.吃饭的时间要灵活掌握，不要太过固守，在认为他应该吃饭的时候（如距离上一次吃饭3小时）给他吃，他若不想吃，可以推迟30分钟到1小时再试试。

5.要给宝宝做爱吃饭的榜样。当家人兴致勃勃地吃饭时，宝宝也会看在眼里。

6.给宝宝勺子，让他自己吃饭，从中尝试吃饭的乐趣。

7.当宝宝情绪不好时，不要勉强他吃饭，可以等他恢复精神，情绪正常后再吃。

:: 番茄土豆羹

材料　番茄、土豆各1个，肉末20克。

做法　1.番茄洗净，去皮，切碎；土豆洗净，煮熟，去皮，压成泥。

2.将碎番茄、土豆泥与肉末一起搅匀，上锅蒸熟即可。

:: 菠菜面

材料　鸡蛋面条18根，菠菜2棵，香菇、黑木耳各5克，高汤100毫升。

调料　盐。

做法　1.将鸡蛋面条切成小段；菠菜用热水焯过后沥干，剁碎；香菇、黑木耳泡发，洗净，剁成碎末。

2.锅中加入高汤和水，煮沸后放入鸡蛋面条和菠菜，再沸后。放入香菇和木耳，转小火焖煮至烂，加盐调味即可。

:: 玉米排骨粥

材料　玉米粒、猪排骨各20克，米粥1碗。

做法　1.玉米粒洗净，剁碎；排骨洗净，剁小块。

2.锅内加适量清水，大火煮沸，放入碎玉米、排骨块，用小火熬烂，加入米粥熬煮片刻即可。

13~18个月

1岁多的宝宝活动量加大，体力消耗更多，所以，需要补充更多的食物和营养。这时期的宝宝可以吃一点荤类食物，有助于骨骼发育和身体成长。但作为父母们仍不能掉以轻心，不要以为宝宝什么都可以吃了。事实上，有些食物对成年人来说是有营养的好东西，但对于一岁大的宝宝却是有害的，比如鱼类所含有的甲基汞会影响宝宝的神经系统，海鲜也会引起宝宝严重过敏。所以，给一岁大的宝宝准备食物，还需要慎重。

🐚 13~18个月宝宝身体发育状况

1岁后的宝宝常对食物很挑剔，妈妈不必过于焦虑，可在每次吃饭时多准备一些有营养的食物，让他自己选择想吃的食物，并尽可能变化口味。

‖13~18个月母乳喂养婴儿体格发育参考值

♂ 13~18个月母乳喂养男宝宝体格发育参考值

月龄 \ 指标	体重（千克）	身长（厘米）	Kaup指数
15个月～	10.31±0.11	79.1±2.5	16.4±1.30
18个月～	10.94±0.11	82.3±2.7	16.1±1.30

♀ 13~18个月母乳喂养女宝宝体格发育参考值

月龄 \ 指标	体重（千克）	身长（厘米）	Kaup指数
15个月～	9.60±0.12	77.5±2.7	16.0±1.40
18个月～	10.23±0.12	80.7±2.9	15.7±1.40

以上两表的数据均引自世界卫生组织2006年推荐母乳喂养时提供的5岁以下儿童体重和身高评价标准，身长为卧位测值。Kaup指数亦称儿童体质指数。

▌13 ~ 18个月不确定喂养方式婴儿体格发育参考值

13 ~ 18个月不确定喂养方式男宝宝体格发育参考值

月龄 指标	体重（千克）	身长（厘米）	头围（厘米）	胸围（厘米）
15个月~	11.04±1.23	81.4±3.2	47.3±1.3	47.3±2.0
18个月~	11.65±1.31	84.0±3.2	47.8±1.3	48.1±2.0

13 ~ 18个月不确定喂养方式女宝宝体格发育参考值

月龄 指标	体重（千克）	身长（厘米）	头围（厘米）	胸围（厘米）
15个月~	10.43±1.14	80.2±3.0	46.2±1.4	46.2±2.0
18个月~	11.01±1.18	82.9±3.1	46.7±1.3	47.0±2.0

以上两表的数据均引自2005年中国九市城区7岁以下儿童体格发育测量值，身长为卧位测值。

🍃 13~18个月宝宝每日营养需求

13~18个月宝宝每日营养素摄取量参考值

能 量	蛋白质	脂 肪	烟 酸	叶 酸
438～459千焦/ 千克体重	3.5克/千克体重	占总能量的 35%～40%	6毫克	150微克
维生素A	维生素B$_1$	维生素B$_2$	维生素B$_6$	维生素B$_{12}$
1650单位	0.6毫克	0.6毫克	0.5毫克	0.9微克
维生素C	维生素D	维生素E	钙	铁
60毫克	400单位	4单位	600毫克	12毫克
锌	硒	镁	磷	碘
9毫克	20微克	100毫克	450毫克	50微克

宝宝喂养模式的更替

胎儿从脱离母体出生直至幼儿期，会经历从流食到成型固体食物喂养等阶段，这种自然发展阶段有其内在的能动因素和客观次第发育成熟的规律，如唾液腺及胃肠道腺体的发育，出牙，肝、胆、胰腺功能的成熟，肠道性微生态的建立和机体内环境的稳定等。客观表现为从母乳或奶替代品等流食开始，过渡到糊状乃至半固型食物。喂养模式更替有两个关键时期，即4～6个月开始添加辅食的时期及12～18个月用牛奶替换母乳并逐步过渡到幼儿膳食的时期。这两个关键期不是截然分开的，而是在一段时间内有着较长的过渡性重叠时段。

▌1岁以后宝宝的膳食安排原则

断离母乳更换为牛奶喂养后的婴儿在逐渐适应各种辅食后，由于活动量增加，能量需求也增高，食物供给量也应随之增加，而进餐次数则逐渐趋向于一日三餐模式。

▌学会为宝宝挑选食物

根据儿童生长发育的阶段性及消化吸收特点，每天的主副食品种可达30种以上，不同品种的数量与年龄、体重、健康状况有关，可参见下表。

幼儿每日食物参考摄入量

食物名称	单　位	1～2岁	2～3岁
谷　类	克	100～125	125～150
豆类、豆制品	克	20～25	25～30
肉　类	克	40～50	50～60
蛋　类	个	1	1
奶　类	毫升	200～250	250～350
豆　浆	毫升	—	125～250
蔬　菜	克	100～125	125～150
水　果	克	30～50	50～100
植物油	克	10～15	10～15
食　盐	克	1	1.5
食用白砂糖	克	10～25	10～15
小糕点	克	10～15	15～20

预防宝宝积食

宝宝现在可以自己进食了，但是自我控制能力还很差，只要是自己喜欢吃的食物，就会没有节制。而假如吃了过量的油腻、冷甜食物，会把宝宝的小胃胀得鼓鼓的，这样很容易引起消化不良、食欲减退，中医学中称之为"积食"。宝宝"积食"后，常常有腹胀、不思饮食或恶心、呕吐等症状。因为，宝宝的消化系统发育仍不完善，对于食物在质和量发生较大的变化时很难较快地适应，容易引发胃肠道疾病。当宝宝出现"积食"时，在饮食方面要进行调节。首先，节制进食量，较平常稍少一点即可；食物最好软、稀且易于消化，比如米汤、面汤之类；尽量少食多餐，以达到日常总进食量。同时，还要带宝宝多到户外活动，以促进消化和吸收。

合理安排宝宝的零食

零食是辅助正餐的一种进食方式，对儿童来说是一种愉悦、欣慰的享受，也是补充能量和某些营养素的一个途径。而偏好某种小食品或过量进食零食将影响正餐的摄取量、扰乱消化系统的规律性活动，经常过量吃零食还会导致营养失调。家长不必排斥或拒绝儿童的零食，而应顺势利导为儿童选择适当零食以补充儿童生理性消耗及部分营养需要，但要避免选用油脂高或以碳水化合物为主的食品，少选油炸、膨化食品及糖果。鼓励儿童选食坚果，种子类如松子、花生、核桃等，新鲜水果和蔬果如番茄、黄瓜类食物，小点心如全麦饼干、面包、肉菜包子、红薯等。吃零食的时间最好安排在两餐之间，如上午10点前后，下午4点至晚餐之间。避免在休闲时吃零食，如看电视、聊天及闲嬉时边聊边玩边吃。儿童全天进食零食的量应控制在25~40克，一次或分次食用，以不影响正餐为度。视儿童年龄将全天含糖饮料控制在250~350毫升以内。

13~18个月宝宝饮食习惯的培养要点

吃饭的禁忌减少了

1岁后宝宝能吃很多东西，喂食时可省心很多。但仍要注意，因为，乳牙还没长全，不能吃太硬的东西，小而圆的葡萄、樱桃等喂食时要小心，以免发生呛噎或窒息，并注意水果的喂食量。

▌牙好胃口好

牙齿好，胃口才好。可选择1~2厘米长、刷毛较软的牙刷，早、晚轻轻刷去宝宝牙齿上的污垢。若宝宝不习惯，至少在睡前刷一次。吃完甜食，记得让宝宝喝点白开水，以清洁牙齿。

▌好好吃正餐

宝宝成长所需的大部分营养要靠正餐获得。为了使宝宝保持对正餐的兴趣，饭前1小时内别让宝宝吃零食或喝大量饮料。不要强求进食数量，要营造轻松愉快的气氛，不要让宝宝带着不愉快的情绪进餐。

▌对付挑食有办法

1岁以后的宝宝一般都会挑食。宝宝刚开始的挑挑拣拣，其实是包含着一定游戏成分的无意识行为。父母应及时劝说引导，以免养成坏习惯。另外，宝宝不喜欢的食物，应变换烹调方法，或隔段时间再次喂食。例如，宝宝普遍都不太爱吃胡萝卜和豆制品，因为，它们有一种与其他蔬菜不同的味道。因此，制作时既要设法去除这种独特的味道，也要多变换主副食的花样，采用不同的刀法，制成片、丝、块、卷、夹等形态，再配以带馅的面点、拼盘式的菜肴和内容丰富的羹汤。色彩鲜明的饭菜，肯定会调动起婴幼儿的食欲和胃口。

▌与成人的胃不同

宝宝的胃很小，仅三次正餐无法满足宝宝能量需求，必须少吃多餐。除正餐外，可在上、下午各增加一次小点心或是水果，但要注意种类和数量。

▌避免铅中毒

生活中有很多铅超标的隐患：汽车尾气、妈妈的化妆品……铅中毒是个大问题，宝宝消化道对铅的吸收率较高，一旦过量，会导致精神呆滞、厌食、呕吐、腹痛、腹泻、贫血等表现，甚至可引发中毒性肝炎。如果宝宝身体里含铅量太高了，就要去洗铅。很多宝宝喜欢吃膨化食品，但好多膨化食品的含铅量高达每千克20毫克，超标40倍。因此，宝宝宜少吃膨化食品。

:: 肉末拌丝瓜

(材料) 丝瓜1根、熟肉末20克。

(调料) 香油、生抽、盐、醋。

(做法) 1. 丝瓜去皮，洗净，切丝，用沸水焯一下。

2. 将焯过的丝瓜丝盛入盘中，混入熟肉末，加入香油、生抽、盐、醋，搅拌均匀即可。

:: 蒸红薯芋头

(材料) 红薯、芋头各50克。

(调料) 植物油、盐、白糖、葱末、姜末、牛奶、水淀粉。

(做法) 1. 红薯和芋头分别洗净，入锅中隔水蒸熟备用。

2. 红薯和芋头分别去皮后拿勺背压成泥状，拌匀即可。

:: 清蒸白肉鱼

(材料) 白肉鱼2片、菠菜10克。

(调料) 生抽。

(做法) 1. 菠菜洗净，放入沸水中焯烫，捞起，浸泡在凉开水中去除涩味，捞出，沥干，切成小段。

2. 白肉鱼洗净，放入深盘中并封上耐热胶膜，移入微波炉，用中火加热5分钟。

3. 取出白肉鱼，加入菠菜段并淋上生抽，充分拌匀即可食用。

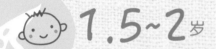

1.5~2岁

一岁半的宝宝消化器官发育得更为健壮，这时，可以增加更为丰富的食物，以锻炼宝宝胃肠道的消化吸收能力。这时候的宝宝骨骼发育更迅速，体型也会长大很多，所以，父母要注意给宝宝的食物中多添加钙质，让宝宝发育得更健壮。

❦ 1.5～2岁宝宝身体发育状况

这个年龄段的宝宝应该学会自己吃饭了，当宝宝十分急切地想要吃某些东西的时候，就是家长教宝宝用勺子的最佳时机。

▌1.5～2岁母乳喂养婴儿体格发育参考值

❦ 1.5~2岁母乳喂养男宝宝体格发育参考值

月龄 \ 指标	体重（千克）	身长（厘米）	Kaup指数
21个月～	11.55±0.11	85.1±2.9	15.9±1.25
2岁～	12.15±0.11	87.1±3.1	16.0±1.25

❦ 1.5～2岁母乳喂养女宝宝体格发育参考值

月龄 \ 指标	体重（千克）	身长（厘米）	Kaup指数
21个月～	10.85±0.12	83.7±3.1	15.5±1.35
2岁～	11.48±0.12	85.7±3.2	15.7±1.35

以上两表的数据均引自世界卫生组织2006年推荐母乳喂养时提供的5岁以下儿童体重和身高评价标准，身长为卧位测值。Kaup指数亦称儿童体质指数。

▮1.5～2岁不确定喂养方式婴儿体格发育参考值

♂ 1.5～2岁不确定喂养方式男宝宝体格发育参考值

月龄 \ 指标	体重（千克）	身长（厘米）	头围（厘米）	胸围（厘米）
21个月～	12.39±1.39	87.3±3.5	47.3±1.3	48.9±2.0
2岁～	13.19±1.48	91.2±3.8	48.3±1.3	49.6±2.1

♂ 1.5～2岁不确定喂养方式女宝宝体格发育参考值

月龄 \ 指标	体重（千克）	身长（厘米）	头围（厘米）	胸围（厘米）
21个月～	11.77±1.30	86.0±3.3	46.2±1.4	47.8±2.0
2岁～	12.60±1.48	89.9±3.8	47.2±1.4	48.5±2.1

以上两表的据均引自2005年中国九市城区7岁以下儿童体格发育测量值，身长为卧位测值。

❧ 1.5～2岁宝宝每日营养需求

♂ 1.5～2岁宝宝每日营养需求

能 量	蛋白质	脂 肪	烟 酸	叶 酸
438～459千焦/千克体重	3.5克/千克体重	占总能量的35%～40%	6毫克	150微克
维生素A	**维生素B$_1$**	**维生素B$_2$**	**维生素B$_6$**	**维生素B$_{12}$**
1650单位	0.6毫克	0.6毫克	0.5毫克	0.9微克
维生素C	**维生素D**	**维生素E**	**钙**	**铁**
60毫克	400单位	4单位	600毫克	12毫克
锌	**硒**	**镁**	**磷**	**碘**
9毫克	20微克	100毫克	450毫克	50微克

食谱设计要点

▌补充肉类蛋白

在补充鸡蛋、奶制品、鱼肉等动物性蛋白质的同时，不能忘记补充豆类蛋白，如豆腐、豆浆等，还要牢记蔬菜水果的重要性，保证食物的多样化。

▌不宜直接摄入过多的葡萄糖

在宝宝摄入的食物中，碳水化合物占有很大的比例，这些碳水化合物就是糖类，在体内均能转化为葡萄糖。因此，宝宝不宜直接摄入过多的葡萄糖，更不能用葡萄糖代替白糖或其他糖类。因为，经常用葡萄糖代替白糖或其他糖类，肠道中的消化酶和双糖酶就会失去本来的作用，长期下去，便会导致肠道的消化酶分泌功能降低。

▌选择食物的原则

这时期宝宝的吞咽功能并没有父母想象的那样好，花生仁、瓜子、有核的枣等是不宜给宝宝直接食用的，以免误吞入气管，引起窒息。对这个年龄段的宝宝，只能适当提供一些需要他去咀嚼又能够嚼得了的食物，食物的硬度也要遵循循序渐进的原则。1.5～2岁宝宝膳食要求与饮食习惯的培养密切相关。

▌饮食制作原则

要做到碎、软、烂，面片汤和馄饨都比较适合。避免给宝宝食用刺激性食物，如辣椒、胡椒、油炸食品，要尽可能多地保留食物中的营养素，必须注意烹饪得法，挑选蔬菜要新鲜，蔬菜不要泡在水里太长时间，应洗干净再切，防止维生素流失；胡萝卜要用油炒后食用，利于脂溶性维生素A的吸收；制作的膳食应小巧、精致、花样翻新，使宝宝越吃越想吃，越吃越爱吃，从而保证足够的营养摄入量，促进宝宝的生长发育。

▌根据体重调节饮食

体重轻的宝宝，可以多安排一些高热量食物，帮助体重增加；超重的宝宝，食谱中要减少高热量食物，多安排粥、汤面、蔬菜等占体积的食物。无论宝宝体重如何，食谱中必须保证蛋白质，如牛奶、鸡蛋、鱼、瘦肉、鸡肉、豆制品等轮换提供，蔬菜、水果每日也必不可少。

最好不喝冷饮

适量的冷饮对身体是有好处的，但喝得过多就有害了。摄入过多冷饮，会强烈刺激消化道，引起胃肠不规则收缩，导致腹痛、冷热不均，会对胃肠血管的正常收缩和舒张产生不良影响，造成胃肠功能失调、肠蠕动加快、诱发腹泻、胃肠道温度降低、胃肠道酶的催化性能和活力机能减弱，从而导致胃痛、停食、呕吐、食欲下降，久而久之，将造成营养不良和贫血。父母必须控制冷饮量，还应注意饭前饭后1小时内不吃冷饮。宝宝已经出现腹泻时禁止吃冷饮。

进食不能强迫

宝宝1.5岁左右会出现"生理性厌食期"，主要是由于宝宝对外界探索的兴趣明显增加，因而，对吃饭失去了兴趣。对此，父母应当理解，要经常更换食物的花样，让宝宝感到吃饭也是件有趣的事，从而增加吃饭的兴趣。有些父母看到宝宝不肯吃饭，就十分着急，先是又哄又骗，哄骗不行，就又吼又骂，甚至大打出手，强迫孩子进食，这样做会严重影响孩子的健康发育。孩子吃多吃少，是由他的生理和心理状态所决定的，绝不是以大人的主观愿望为转移的，强迫孩子吃饭则不利于孩子养成良好的饮食习惯。

零食不是奖励品

宝宝的胃容量较小，一次进食量又有限，饿得比较快，适当吃零食可以补充一些营养和热量，另外，零食还能调剂口味。因此，没有必要完全禁止零食，但父母不要滥用零食来哄劝孩子。当宝宝发脾气时，不要利用零食来迎合他的一些不合理要求，这样会使孩子觉得零食是奖励品，是非常好的东西，无意间强化了孩子吃零食的习惯，并学会用吃零食来讨价还价。

让宝宝自己吃饭

父母应放手让孩子自己吃饭，使他尽快掌握这项生活自理技能，也为入幼儿园做准备。尽管孩子已经学习过拿勺，甚至会使用勺子了，有时还愿意用手直接抓饭菜，好像这样吃起来更香，父母应该允许孩子用手抓取食物，并提供一定的手抓食品，如小包子、馒头、面包、黄瓜条等，提高孩子自己吃饭的兴趣。

:: 西芹牛肉末

材料 牛肉250克、西芹50克、胡萝卜20克、鸡蛋1个（取蛋清）。

调料 葱段、料酒、盐、干淀粉、水淀粉、植物油、高汤、白糖。

做法 1. 蛋清打散；牛肉洗净，切成肉末，用鸡蛋清、盐、干淀粉拌匀；西芹洗净，切成片；胡萝卜去皮，洗净，切成薄片。

2. 油锅烧热，放入牛肉末、西芹片、胡萝卜片，翻炒片刻，捞出。

3. 锅内留少量底油，将葱段爆香，加高汤、料酒、牛肉末、西芹片、胡萝卜片，炒熟，加盐、白糖调味，用水淀粉勾薄芡即可。

:: 蛋奶鱼丁

材料 鱼肉150克、鸡蛋1个（取蛋清）。

调料 植物油、盐、白糖、葱末、姜末、牛奶、水淀粉。

做法 1. 鱼肉洗净，剔去骨、刺，剁成蓉状，放入适量葱末、姜末、盐、蛋清及水淀粉，搅匀后放入盆中上锅蒸熟，晾凉后切成小丁。

2. 炒锅内放油，烧热后放入鱼丁，煸炒，加适量水和牛奶，烧沸后加少许盐、白糖，用水淀粉勾芡即可。

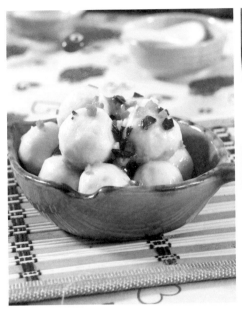 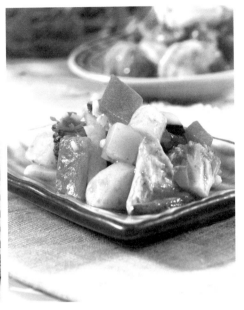

∷ 三色鱼丸

材料 草鱼肉200克，胡萝卜末、青椒末、水发黑木耳末各30克，鸡蛋1个（取蛋清）。

调料 葱末、姜末、高汤、香油、盐、干淀粉、水淀粉、植物油。

做法 1.鱼肉洗净，去刺，剁泥，加蛋清、盐、葱末、姜末、干淀粉和高汤，搅匀，做成鱼丸，汆熟。

2.热油爆香葱末，放胡萝卜末、青椒末、水发黑木耳末，略炒，加高汤煮沸，放鱼丸，用水淀粉勾芡，加适量盐、香油调味即可。

∷ 炒素什锦

材料 水发香菇、番茄、黄瓜片、胡萝卜片、竹笋、西蓝花、荸荠、莴笋各40克。

调料 姜末、盐、水淀粉、植物油、鸡汤。

做法 1.水发香菇洗净，去蒂，切片；番茄洗净，切块；西蓝花洗净，掰小朵；竹笋洗净，切段；荸荠、莴笋分别洗净，削成球状。

2.香菇片、胡萝卜片、西蓝花、荸荠、莴笋分别焯烫，捞出，沥水。

3.热油爆香姜末，放入全部材料和鸡汤炖熟，用水淀粉勾芡，加盐即可。

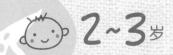

宝宝三岁是性格形成的关键时刻，要想让宝宝拥有开朗活泼乐观的性格，父母就要在饭桌上给宝宝准备充足的食物种类，然后让他自己选择想要吃的东西。因此，父母应该要保证每一样食物都营养丰富、均衡营养，促进宝宝的健康发育。

〰 2~3岁宝宝身体发育状况

2岁后的宝宝饮食量常常时多时少，父母不能将宝宝吃得多的那次作为衡量宝宝食欲好坏的标准，而是要观察宝宝的日均进食量，只要宝宝的饮食在平均值附近，体重增加正常，就没有问题。

∥2～3岁母乳喂养婴儿体格发育参考值

♂ 2.5~3岁母乳喂养男宝宝体格发育参考值

指标 月龄	体重（千克）	身长（厘米）	Kaup指数
2.5岁～	13.30±0.12	91.9±3.4	15.8±1.25
3岁～	14.34±0.12	96.1±3.7	15.6±1.25

♀ 2.5~3岁母乳喂养女宝宝体格发育参考值

指标 月龄	体重（千克）	身长（厘米）	Kaup指数
2.5岁～	12.71±0.13	91.9±3.4	15.5±1.30
3岁～	13.85±0.13	95.1±3.8	15.4±1.30

以上两表的数据均引自世界卫生组织2006年推荐母乳喂养时提供的5岁以下儿童体重和身高评价标准，身长为立位测值。Kaup指数亦称儿童体质指数。

▌2.5～3岁不确定喂养方式婴儿体格发育参考值

♂ 2.5～3岁不确定喂养方式男宝宝体格发育参考值

月龄 \ 指标	体重（千克）	身长（厘米）	头围（厘米）	胸围（厘米）
2.5岁～	14.28±1.64	95.4±3.9	49.3±1.3	50.7±2.2
3岁～	15.31±1.75	98.9±3.8	49.8±1.3	51.5±2.3

♀ 2.5～3岁不确定喂养方式女宝宝体格发育参考值

月龄 \ 指标	体重（千克）	身长（厘米）	头围（厘米）	胸围（厘米）
2.5岁～	13.73±1.63	94.3±3.8	48.3±1.3	49.6±2.2
3岁～	14.80±1.69	97.6±3.8	48.8±1.3	50.5±2.2

以上两表的数据均引自2005年中国九市城区7岁以下儿童体格发育测量值，身长为立位测值。

　　2岁以后的宝宝能够完成很多事情，如穿衣服、自己上厕所等，还能时不时地给父母帮点小忙，在游戏中和一些公共场所，也会跟其他的小宝宝有初步的交往。近年来对宝宝心理的研究发现，2岁多的宝宝已经开始对自己有了一些了解，开始有了"自我意识"。这时，爸爸妈妈应有意识地培养宝宝的独立性，逐渐给孩子一些自主权。

比如在选衣服时，虽然是爸爸妈妈买，但可以让宝宝自己挑选、试穿，这样做不仅可以让宝宝感受到爸爸妈妈对自己的厚爱，还可以使宝宝增强自豪感、责任感，自信心也会大大增强。

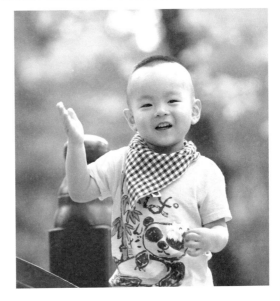

2～3岁宝宝每日营养需求

2～3岁宝宝每日营养需求

能 量	蛋白质	脂 肪	烟 酸	叶 酸
4.80～501千焦/千克体重	4克/千克体重	占总能量的30%～35%	6毫克	150微克
维生素A	维生素B_1	维生素B_2	维生素B_6	维生素B_{12}
1650单位	0.6毫克	0.6毫克	0.5毫克	0.9微克
维生素C	维生素D	维生素E	钙	铁
6.0毫克	400单位	6单位	600毫克	12毫克
锌	硒	镁	磷	碘
9毫克	20微克	100毫克	450毫克	50微克

食谱设计要点

2～2.5岁

随着宝宝生理发育及消化系统的逐渐成熟，他们的食物形态慢慢地已经与大人相似了，宝宝的自主意识也逐渐增强，这时的宝宝会出现偏食、食欲不振等问题。

对某些食物过敏的宝宝饮食要注意什么？

有些宝宝很容易过敏，而食物则是宝宝过敏的重要原因之一。父母应仔细观察，如果宝宝吃了某种食物就会出现过敏症状（最常见为皮疹），而停止进食后症状消除，再次食用后又会出现同样的症状，那么宝宝就可能对这种食物过敏。

一般来说，最常引起过敏的食物是异性蛋白食物，如螃蟹、大虾、鱼类、动物内脏、鸡蛋（尤其是蛋清）等；有些宝宝对某些蔬菜也过敏，比如扁豆、毛豆、黄豆等豆类和蘑菇、木耳、竹笋等。如果宝宝对某种食物过敏，最好的办法就是在相当长的时间内避免吃这种食物。经过1～2年，宝宝长大一些，消化能力增强，免疫功能更趋于完善，有可能逐渐脱敏。这时，妈妈可以让宝宝先少量地吃一些试试，如果没有反应，可以逐渐加量，但不可操之过急，以免再次引起过敏。

▌增加对眼睛有益的食物

为了让宝宝拥有一双明亮的眼睛，要注意给宝宝准备一些对眼睛有益的食物，如瘦肉、动物的内脏、鱼虾、奶类、蛋类、豆类等，这些食物含有丰富的蛋白质；各种动物的肝脏、鱼肝油、奶类和蛋类，植物性的食物，如胡萝卜、苋菜、菠菜、韭菜、青椒、白薯以及水果中的橘子、杏、柿子等含有大量的维生素A，可以防止宝宝患夜盲症，并能预防和治疗干眼病；维生素C有助于眼球晶状体的组成，各种新鲜蔬菜和水果，尤其以青椒、黄瓜、菜花、小白菜、鲜枣、生梨、橘子，里面的维生素C的含量都很丰富。

▌少给宝宝吃加工食品

宝宝在饮食中尽量少用半成品或市场出售的熟食，如香肠、火腿、罐头等，因为这些食物中的添加剂、防腐剂对宝宝的身体可能有潜在危害。

▌专家解疑：宝宝的饮食是越精细越好吗？

随着现代人生活品质的提高，人们在日常生活中吃的粮食往往越来越精细，对咀嚼能力还不很强的宝宝来说，父母就更是细粮细做了，其实这是不正确的。太精细的粮食会造成某种或多种营养物质的缺乏，从而引发一些疾病。因此，粗纤维食品在人们生活中是不可缺少的。经常给孩子吃膳食纤维含量高的食物（蔬菜中最多，如芹菜、油菜等），可以促进咀嚼肌的发育，还有利于宝宝牙齿和下颌的发育，促进胃肠蠕动，增强胃肠消化功能，防止便秘，具有预防龋齿和结肠癌的作用。妈妈给孩子做含膳食纤维多的饮食时，一定要做得细、软、烂，以便于孩子咀嚼、吸收。2.5～3岁宝宝已经学会了很多本领，可以成为父母的好帮手了，但这时的宝宝在心理上也进入了"反抗期"，会对爸爸妈妈的一些指令装作不懂，包括故意不好好吃饭，此时的爸爸妈妈则需要有更多的耐心。

▌膳食中注意增加含钙的食物

钙虽然在许多食物中存在，但总量还是较少，并且与某些不易吸收的物质结合在一起时，更是难以被人体所吸收。中国人的传统膳食多为植物性食品，缺乏含钙高的食物，因此，钙的摄入量往往不足。补钙的途径和方法很多，对于婴幼儿来说，养成良好的饮食习惯，从膳食中摄取钙是最好的方法。天然食品中，含钙高、吸收较好的食品除了母乳，当数牛奶。一个婴幼儿一天只要喝约500毫升牛奶（相当于市售牛奶2瓶）就摄入了500毫克的钙，加上其他食物中的钙，基本可以满足生理需要。除了进食含钙高的产品，还要注意让孩子多做户外运动，多晒太阳，加强宝宝体内维生素D的合成，促进宝宝对钙的吸收。

‖不需要专门补充维生素 D 了

这个时期宝宝的户外活动增加，饮食种类逐渐多样化，因此，对于健康的宝宝来说，就不需要专门补充维生素D了。

‖不要让宝宝吃方便面

有些宝宝偏爱食用方便面，事实上方便面虽以面粉为主，但经过高温油炸，其中的蛋白质、维生素、矿物质均严重不足，营养价值较低，还存在着脂肪氧化问题，经常食用对健康不利，长此以往，会引起宝宝营养不良。

‖专家解疑：什么是异食癖

异食癖多发于幼儿时期，主要指孩子专爱摄取食物以外的某种东西吃，如偷偷吃纸屑、墙皮、煤渣、泥土等物，并常常伴有厌食、乏力、面黄及营养不良等症状。异食癖病因尚不十分清楚，目前，认为与缺乏某种营养素特别是锌，或因肠道寄生虫而导致营养成分不均衡有关。发现孩子有以上情况时，要及时到医院检查孩子的血液和头发，并带新鲜大便到医院查找虫卵，以便服药驱虫。如发现孩子有贫血、缺锌等现象，要给孩子积极治疗。为预防异食癖的发生，父母要教育孩子讲卫生、不吃脏东西、饭前便后要洗手，培养孩子不挑食、不偏食的饮食习惯，避免营养素的缺乏。

❧2~3岁宝宝饮食习惯的培养要点

‖让宝宝爱上蔬菜

针对宝宝不爱吃蔬菜的特点，妈妈可采用以下方法制作蔬菜：将菜放在肉里做成馅，制成饺子和包子，还可以做成菜团子或馅饼，鼓励孩子食用；夏天可以拌些凉菜加点醋，醋既能保护菜里的维生素C不被破坏，又能溶解纤维素，还能调味，刺激食欲，帮助消化；荤素搭配能增加蔬菜的口感，使宝宝爱上吃蔬菜。此外，也不要因为宝宝喜欢某一种蔬菜就每天都做给他吃，这样就会减少其他营养的摄入。

▌不宜多吃肥肉

因为，肥肉很香，又便于幼儿咀嚼、吞咽，所以，许多宝宝都爱吃肥肉。虽然，肥肉能提供孩子所需要的营养物质——脂肪，还能提供幼儿生长发育所需的热量，但如果长期过量地吃肥肉会导致体内脂肪过剩，血液中胆固醇与甘油三酯的含量增多，使心血管疾病的发病率增加；进食过多肥肉还会影响宝宝对钙元素的吸收。此外，多吃肥肉还是肥胖症的祸根，因此，父母不宜让宝宝多吃肥肉。

▌不能过分为宝宝选食

有些父母会按照自己的想法，挑选一些他们认为最好、最有营养的食品给孩子吃，这种做法会给孩子留下深刻的印象，孩子将渐渐学会趋向于那些所谓好吃的食品，而对所谓不好吃的就少吃，长期下去，就会导致宝宝偏食，引起营养不良。

▌四季饮水有妙招

2岁后的宝宝活动多，因此，父母要注意定时给孩子喂水。而且四季的饮水也是有讲究的，春天气候转暖，空气潮湿，细菌开始繁殖，充分饮水有预防上呼吸道感染、减轻咽喉疼痛的作用；夏天天气炎热，幼儿容易出汗，因此，要备足凉开水，以便孩子在活动后及时补充水分；秋季气候干燥，幼儿在户外活动时容易感到口干舌燥，这时，给孩子喝温开水最佳；冬天天气寒冷，可给孩子喝些温热开水，让宝宝身体变暖。还可以让孩子适当喝一些很淡的绿茶，对牙齿有好处。

▌宝宝不爱吃荤菜怎么办

有些孩子不喜欢吃荤菜，而喜欢吃素菜。尽管一味吃素会对孩子的发育造成不良的影响，但只要父母具备正确的素食知识，在饮食中添加某些必需的养分，使喜欢素食的孩子养成健康的饮食习惯，就不会影响发育。如宝宝可从糙米、土豆、全麦馒头、粗制面包和其他谷类中摄取到他们所需要的热量；如果宝宝愿意吃鱼和蛋，就能摄入足够的蛋白质、维生素、矿物质、钙类和铁质；如果宝宝不吃所有动物性食品，就应鼓励他多食豆腐、豆浆、豆芽等豆类食品，还应该适当补充含必需氨基酸的食品。针对爱吃素的宝宝，父母要与专业人士讨论，制订出适合宝宝的营养方案，以保证孩子的正常生长发育所需。

∷ 鸡肉沙拉

[材料] 鸡肉80克，鸡蛋、西蓝花各适量。

[调料] 沙拉酱、番茄酱。

[做法] 1.鸡肉洗净，煮熟，切成碎末；鸡蛋煮熟，切碎；西蓝花洗净，煮熟，捞出，沥干水，切碎块。

2.将沙拉酱、番茄酱拌匀，制成调味酱备用。

3.将鸡肉末、鸡蛋碎和西蓝花块放在大碗里，淋上调味酱即可。

∷ 猪肝炒黄瓜

[材料] 鲜猪肝200克、黄瓜片100克。

[调料] 植物油、酱油、料酒、白糖、盐、干淀粉、水淀粉、葱末、姜末、蒜末、高汤。

[做法] 1.鲜猪肝洗净，切成片，用干淀粉和盐上浆后放入油锅中，滑炒。

2.锅留底油烧热，放入葱末、姜末、蒜末、黄瓜片，翻炒，再放猪肝片、料酒、酱油和高汤，煮沸后加盐、白糖调味，用水淀粉勾芡即可。

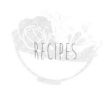

:: 清蒸带鱼

[材料] 带鱼300克。

[调料] 调料葱、姜、料酒、盐、植物油。

[做法] 1. 将带鱼洗净，切成小块，两面
剞十字花刀；葱、姜分别洗净，
切末。

2. 将带鱼块装盘，加入盐、葱
末、姜末、料酒，上笼蒸约15分
钟至熟，锅置火上，倒入少许植
物油，烧至五成热，淋在鱼块上
即可。

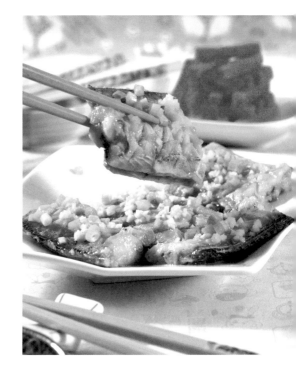

:: 红烧鸡块

[材料] 鸡肉500克、笋片200克。

[调料] 水淀粉、酱油、盐、白糖、料
酒、葱、姜、植物油、高汤。

[做法] 1. 鸡肉洗净，剁块，加酱油，
抓匀；葱洗净，切成小段；姜洗
净，去皮，切片。

2. 油锅烧至六成热，放入鸡块炸
成金黄色，捞出，沥油。

3. 锅中留底油烧热，放入葱段、
姜片，炒香，加酱油、料酒、高
汤、玉兰片、炸鸡块，用大火翻
炒至鸡块软烂，加入盐和白糖调
味，调入水淀粉勾芡即可。

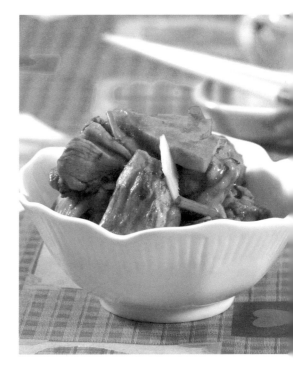

4~6岁

　　四岁以上的孩子乳牙的强健程度已经能够吃普通硬度的食物，选择食物的范围更大，但常常会出现挑食、拒食的情况，对食物的味道也更加挑剔。所以，针对这时期的孩子，食谱要格外留心，既要保证孩子的日常饮食营养丰富，又要注意食物的味道鲜美可口。另外，有些父母急于让孩子成长，每顿饭吃的过多，令孩子出现积食状况，长久会导致孩子肠胃不适、营养过剩。因此，保证食物要好吃的同时，还要适量。

如何为4~6岁儿童制定平衡膳食计划

‖品种多样

　　日常膳食的品种应当多样化，既要有动物性食物，也要有植物性食物，即膳食应是由谷、豆、薯、禽、鱼、肉、奶、蛋、蔬菜、水果类、油脂类、调味品组合而成的混合食物。

　　任何单一的食物都不能满足人体对各种营养素的需求，因为，每种食物都有它的营养属性，有提供能量的、有功能性的、有保健性的，只有将多种食物合理地搭配起来，使其比例适当，并同时进食，才能取长补短，达到合理营养的目的。目前认为，主副食的品种每天应达到25~30种。

　　动物性食物和豆类是优质蛋白质的主要来源，谷类、薯类、油脂类和食糖是能量的主要来源，蔬菜（尤其是绿叶菜和橙黄色蔬菜）和水果是维生素和矿物质的主要来源，肝类、奶类和蛋类是维生素A的主要来源，蔬菜、水果是维生素A原、β-胡萝卜素的主要来源，肝类、瘦肉和动物血则是血红素铁的主要食物来源。

　　值得注意的是，吃得好并不等于吃得均衡，更不等于每天都达到营养均衡。凡是食物品种单调的，其摄食的营养素的量也就不均衡。例如，爱吃肉的孩子，所摄食的蛋白质虽然能达到甚至超过该年龄的推荐量，但会因蔬菜摄入量不足导致维生素C达不到推荐量。

▌比例适当

为满足生理活动，机体对各种营养素的需求量自有一定的比例。由于摄入人体内的各种营养素之间存在着相互配合与相互制约的关系，如不能保持营养素之间的协调均衡，甚至不能保持各种营养物质之间的分量匹配，机体正常机能就会受到影响。

酸碱要平衡。动物性食物（肉、禽、鱼类等）在体内代谢利用后的最终产物呈酸性，被称为"酸性食物"；蔬菜和水果、豆类、牛奶等在体内代谢利用后的最终产物呈碱性，称为"碱性食物"。健康人的体液呈弱碱性（例如血液pH为7.35～7.45）。这种稳定的内部环境非常重要，机体在酸碱适宜的基础上才能发挥最高的工作效能，即工作劳动耐力增强、身体免疫力最强、不容易生病等。儿童体内协调酸碱均衡的功能相对成人较弱，因此，更应该重视儿童膳食营养的合理及均衡。经常爱吃肉、不爱吃菜的孩子容易生病，在一定程度上与酸碱不均衡有关。为使食物有助于维持酸碱均衡，就要引导儿童不偏食，鼓励无挑选地吃菜，尤其要保证每天都有定量的蔬菜。

矿物质的比例要合适。一种微量元素的大量摄入，就会干扰到另一种微量元素的利用，因此，过量地摄取任何一种营养素都对健康不利。矿物质被机体吸收的难易，部分取决于它们之间的比例，如食物中钙与磷被人体吸收的合适比例应是1∶1.5（婴儿是1∶1）。又如锌摄入量过多时，可导致铜的吸收下降，铜缺乏则会造成铁代谢紊乱，从而发生缺铁性贫血。

在日常生活中，常有儿童由于父母上班忙，早饭不能吃饱；或喝一碗牛奶吃一个鸡蛋而从来不吃粮食。这样，每天早餐虽然蛋白质吃得不少，但摄入的蛋白质不得不转化为热能去应付一上午的活动需要，而生长发育和新陈代谢中需要更新换代的细胞却没有贮备的蛋白质去修补。这样下去，自然会影响身体的健康。

▌搭配得当

在中国几个大城市进行居民膳食营养调查的结果表明，近年来，由于生活方式变化及食肉量增加，各种"文明病"的发病率亦随之增高，恶性肿瘤、脑血管疾病与心血管疾病成为三大致死病因。中国营养普查结果显示：儿童在钙、维生素A、胡萝卜素和核黄素的摄入量方面均低于推荐量标准，不少儿童患缺铁性贫血、锌缺乏、口角炎、舌炎及佝偻病等。其主要原因是膳食模式未能随着国家经济发展而同步改进，食物结构总体不合理表现得很突出，虽然，大部分由植物性食物构成，也比较符合健康膳食的要求，但调配失当却相当普遍。

儿童膳食应当做到以下5个搭配：

动物性食物与植物性食物搭配；荤菜与素菜搭配（每餐有荤菜也有素菜）；粗粮与细粮搭配（每天有细粮也有粗粮，大约7∶3）；干与稀搭配（早、午、晚有干粮、也有汤或粥），咸与甜搭配（儿童以低盐、少食甜食为佳）。主副食品种每天有25～30种。

除做好以上搭配外，每星期吃1～2次猪肝、鱼类或禽类，每星期吃2～3次海带、紫菜、黑木耳等菌藻类食物，另外含钙、铁丰富的芝麻酱应该经常食用。这样搭配，使谷类、豆类、肉类、蛋类、奶类、蔬菜和水果类、食糖和油脂类都有，各种营养齐备、膳食营养也就易于达到均衡，也更能满足儿童生长发育的需要。

入托儿童怎样保证营养

幼儿园是怎样保证孩子营养需求的

在城市中大部分4～6岁的孩子都会经历一段或长或短的幼儿园生活，家长将孩子送进幼儿园，无论时间长短，都期望孩子通过一个适应过程获得集体生活的陶冶，以便与随后的小学学习时段相对接。然而，对孩子来说，他首先面临的是陌生的环境和新的小伙伴以及老师，他必须接受人际交往的初步实践。当然，吃饭和在家也不一样，虽然感到新鲜但不太自在。而家长对孩子吃饭也是很关心的，幼儿园能满足孩子的营养需要吗？幼儿园是怎样做的呢？所以，大家希望对幼儿园的膳食管理有一定的了解也是很自然的事。

幼儿园饮食管理要科学

在幼儿园中，老师和保育员应该认真照顾儿童进餐，即儿童在饭前不做剧烈运动，避免过度兴奋；饭前和吃饭时要保持儿童情绪愉快；饭前组织儿童用流动水洗手，做到随洗随吃。对年幼、体弱、吃饭慢的儿童安排先洗先吃，也要有专人照顾。无论是对新入园或早已在园的儿童，老师们都应注意纠正偏食和挑食，培养不挑食的好习惯。幼儿园会按照卫生部门的要求实施平衡膳食，方法是制订膳食计划，每周制定带量食谱，定期计算能量及营养素的摄入量，在一定阶段内做出在园儿童营养健康的评价，为下阶段的膳食安排提供借鉴。

▎幼儿园必须有专业人员负责儿童膳食管理

在幼儿园都是采用集体包伙的形式，所需食物儿童不能自己选择，必须由工作人员根据伙食费标准做好科学安排。因此，幼儿园中必须有专业人员负责儿童的膳食管理，以保证儿童得到充足的、合理的营养，促进其正常生长发育。

具体来说，幼儿园膳食管理通常由园长、保健、医务、老师、炊管、财会人员定期会议商讨。儿童就餐的时间会有合理间隔，通常两餐间隔为3～4小时，并做到准时开饭，年龄较小的儿童，幼儿园会在两餐之间加一次点心或水果、牛奶等。

❧ 儿童体质及健康状况的评价

如上所述，尽管幼儿园是按照要求实施均衡膳食，但效果如何？家长自己是否可以客观地了解到孩子的健康状况？这就要有一个科学、客观的评定方法，即要确定观察及检测这些项目，以及如何评定这些项目。

处于生长发育过程中的儿童营养状况是评价其健康水平的一个重要组成部分，它反映的是儿童所摄入的营养素及其在体内的代谢和消耗之间的动态平衡，反映了儿童每天所摄入的各种营养素的利用效果，以及了食物中所具有的能量与机体的代谢消耗之间是否达到合理的均衡并满足生长的需要。

儿童虽然处于不同的生活环境中，存在不同的遗传、营养及疾病等背景，但有着共同的生长发育规律。主动认识儿童生长发育的一般规律，对不同年龄段儿童给予保健、营养、教育等方面的正确指导，可使其生长发育在最佳的条件下得到最大程度的发展。

在家中，家长可以观察和监测的项目包括，口腔及牙齿，孩子的身高、体重与他的年龄是否相称，以及某些症状、体征所反映出的潜在健康问题的线索等等，现简要说明如下：

▎口腔及牙齿

注意牙齿有无异常、何时开始换牙，以及齿龈、口腔黏膜、舌咽部位有无异常。4～6岁儿童原有20颗乳牙，在6岁前后乳牙逐一在原位按其长出顺序被恒牙（第一磨牙）替换，6～7岁总牙数可达24颗。但也可能还没有开始换牙，都是正常情况。而家长要重点关注的是，第一、二乳磨牙有无龋变及是否发生龋齿，如有变化应及时采取保健措施。

▌体格增长

儿童的体重代表儿童全身的总重量，它反映儿童近期的营养状况和（或）在检测当时慢性和（或）急性因素对儿童营养状况的影响程度。体重会明显地受近期营养的影响，在均衡膳食的情况下，体重增加的速度与年（月）龄关系密切，年龄愈小增长速度愈快，当摄食量不足或短暂患病会立即影响儿童体重的增长。而身高的增长较少受近期营养的影响，身高不足反映以往的营养支持较差及可能存在的疾病，或者是潜在的健康隐患，并因近期营养不良而使身高不足则更加明显。

那么如何在家中自我评定孩子体重、身高是否正常呢？这就要将所测得孩子的体重、身高数据与推荐的参照数据做比较，观察在不在正常范围，判断标准如下：

体重低下是指受测儿童按年龄的体重检测值低于同年龄、同性别参照儿童群体中位数的正常变异范围。

轻度：低于中位数减1个标准差，但高于或等于中位数减2个标准差。

中度：低于中位数减2个标准差，但高于或等于中位数减3个标准差。

重度：低于中位数减3个标准差。

发育迟缓是指当受测儿童按年龄的身高检测值低于同年龄、同性别参照儿童群体中位数的正常变异范围。

轻度：低于中位数减1个标准差，但高于或等于中位数减2个标准差。

中度：低于中位数减2个标准差，但高于或等于中位数减3个标准差。

重度：低于中位数减3个标准差。

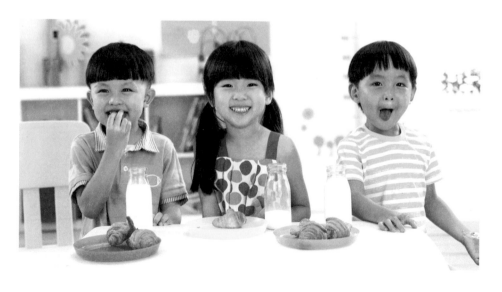

体格增长的参照标准

中国于2005年在哈尔滨、北京、西安、武汉、南京、上海、福州、广州、昆明九个城市及其郊区农村对138775名7岁以下儿童做体格发育调查，《2005年中国九市七岁以下儿童体格发育测量值》是评价中国儿童体格发育状况的国家性参考标准。

为便于家庭使用，在此将所调查的城区及郊区儿童体重、身高数值分别整理成下列表格，供参考。

3～5岁母乳喂养男宝宝体格发育参考值

月龄 \ 指标	体重（千克）	身长（厘米）	Kaup指数
3岁～	14.34±0.12	96.1±3.7	15.6±1.25
4岁～	16.35±0.13	103.3±4.2	15.3±1.30
5岁～	18.34±0.13	110.0±4.6	15.2±1.30

3～5岁母乳喂养女宝宝体格发育参考值

月龄 \ 指标	体重（千克）	身长（厘米）	Kaup指数
3岁～	13.85±0.13	95.1±3.8	15.4±1.30
4岁～	16.07±0.14	102.7±4.3	15.3±1.40
5岁～	18.22±0.15	109.4±4.8	15.3±1.50

以上两表的数据均引自世界卫生组织2006年推荐母乳喂养<5岁以下儿童体重和身高评价标准>，身长为立位测值。Kaup指数亦称儿童体质指数。

3～7岁不确定喂养方式城区儿童体格发育参考值

月龄 \ 指标	男童		女童	
	体重（千克）	身长（厘米）	体重（千克）	身长（厘米）
3岁～	15.3±1.8	98.9±3.8	14.8±1.7	97.6±3.8
4岁～	17.4±2.0	106.0±4.1	16.8±2.0	104.9±4.1
5岁～	19.9±2.6	113.1±4.4	18.9±2.5	111.7±4.4
6～7岁	22.5±3.2	120.0±4.8	21.6±2.9	118.9±4.7

3~7岁不确定喂养方式郊区儿童体格发育参考值

指标 月龄	男童		女童	
	体重（千克）	身长（厘米）	体重（千克）	身长（厘米）
3岁～	14.7±1.7	97.2±3.9	14.2±1.7	96.2±3.9
4岁～	16.5±2.0	104.0±4.4	16.0±1.9	103.1±4.2
5岁～	18.5±2.3	110.7±4.6	17.9±2.4	109.7±4.6
6～7岁	20.8±2.9	117.4±5.0	20.1±2.9	116.5±5.0

以上两表的数据均引自2005年中国九市城区7岁以下儿童体格发育测量值，身长为立位测值。

健康检查

在中国，危害小儿健康的4种常见病是肺炎、腹泻、佝偻病和贫血。而营养失衡既是这些疾病的基础，也是这些疾病发展的必然后果。通过定期健康检查既可了解儿童的生长发育状况，又可及时发现与营养素缺乏有关的症状和体征。

宝宝脑中枢神经系统的发育

新生儿出生后通过自身感觉器官感受所获得的信息，经过脑中枢神经相应部位接收、整理、分析、投射至相关功能区并经过统合后，在已经取得的生活经验基础上，对所获得的信息进行搜寻、对比，以找出环境中是否有同样的人或物体（或类似主体）的信息（刺激）记录，做出或不做出是否熟悉这一信息的相应反应。这种反应和应答也是在形体发育及运动发展过程中所获得经验的基础上所获得。所有这一切都与这一时期大脑的快速增长和功能进一步成熟有密切关系。

婴幼儿大脑的增长与发育始终是主动性、动态性增长的。早在人胚胎3周时就已分化出大脑神经元并较机体其他组织的细胞增殖得快。大脑神经元自胎儿4～6月起至出生后半岁一直非常旺盛地增殖着，这段时期大脑发育的质量决定着大脑将来的结构和功能。随后直至6～7岁大脑神经元一直维持着较快的增长趋势。

婴儿出生时大脑皮层表面的沟回结构不明显，但随着与人和环境交往的增多，新生儿大脑的沟回逐渐显现、加深并由表面积的增大，从而扩大思维、运动等功能区。然而，这些功能区并不是自行发展的。在出生时大脑已有1000亿左右的细胞（神经元），这些分散的细胞必须通过与环境反复交往（接受刺激）后才能转化形成有组织的、可以认知、进行思考及记忆的功能细胞团，较多细胞团功能的整合，进而形成特定的功能区。出生后的头两年，正是大脑灰质层活跃增长及功能区从形成趋向功能较为完善的重要时期。尽管儿童时期脑细胞数目几乎和出生时一样多，但在1岁末时脑的重量却较出生时增长约257%，其重量约为成人脑重的23.1%，此时，体重仅为成人体重的5.4%。脑的增重在3岁时已为出生时的311%，6岁时达到392%。通过婴儿脑重与成人脑重的相对比值可以看出，儿童在6岁时大脑在重量及形态上已接近成人。

▍脑的营养需求

蛋白质。脑组织中功能越高的部位所含蛋白质的量越多，如灰质为51%、白质为33%、周围神经为29%，这些主要是结构性蛋白质。为完成大脑对全身神经组织的主导作用和发挥大脑功能，需要谷氨酸、氨基丁酸、酪氨酸、色氨酸等具有神经递质、传导功能的基质性氨基酸，这些称为功能性蛋白质。同时，作为结构组成成分，蛋白质又是大脑网状结构的支架及建立网络的基质；而大分子蛋白质则是大脑信息储存及记忆功能的基质。因而，在质和量两方面为儿童提供蛋白质是促进大脑发育不可忽视的方面。

必需脂肪酸。是指人体不能自行合成而必须从膳食中摄入，才能满足大脑发育及功能需要的脂肪酸。它们包括亚油酸（十八碳二烯酸，属ω-6系脂肪酸），在植物油中含量高，如花生四烯酸（AA）等；亚麻酸（十八碳三烯酸，属ω-3系脂肪酸），植物油中只含有少量亚麻酸，而某些海藻类、深海鱼的鱼油中则有较高的含量，如二十碳五烯酸（EPA）、二十二碳六烯酸（DHA）等，这些都可由α-亚麻酸衍生。

组织结构。蛋白质、核苷酸、必需脂肪酸（DHA、EPA、ARA等）是脑组织结构的基质，又称为脑结构性蛋白质、脑结构性脂质等，如脑细胞所含脂质中，60%为结构性脂质，其中半数以上是AA与DHA。从大脑和神经组织成分中不饱和脂肪酸的含量就可以看出，这些必需脂肪酸对大脑发挥正常功能至关重要。

脑的能量需求。人体最重要和最宝贵的素质就是大脑的功能活动，其中逻辑思维活动和创造性思维活动尤其重要，而充足的能量则是维持瞬息万变的大脑各项活动的必要基础。然而，脑细胞可直接利用的能量是有限的，大家知道，在产生营养素中脂肪所含能量是最高的，但颅内不存在脂肪组织，脑细胞也不能借降解脂肪从中获取能量。人体大脑功能运行的主要能量来源是葡萄糖，脑组织主要依赖葡萄糖的有氧代谢提供能量，所以，对血糖浓度，尤其是血糖降低时极为敏感。血糖下降可致头晕、思维活动迟滞和记忆减退，严重时还会出现意识障碍，甚至昏迷，医学上称低血糖性昏迷。

此外，储量不高的三磷酸腺苷（ATP）也是脑细胞可直接利用的能量来源。在葡萄糖供应不足以致血糖下降时，大脑对ATP的需要量增大且消耗加快。此外，脑组织中还含有很少的糖原可供短暂的代谢需要。除葡萄糖外，谷氨酸是大脑唯一能直接代谢利用的氨基酸，脑内游离氨基酸中以谷氨酸含量最高。

氧的供给。人体在醒觉时大脑代谢性耗氧几乎占全身耗氧量的20%～25%。葡萄糖是通过有氧代谢为机体提供能量的，因此，为使能量及时转换代谢，必须为机体提供充足的氧，也就是说应该有足够量的运载工具将环境空气中的氧运送给机体每一个细胞，这输氧工具就是红细胞内的血红蛋白。而参与红细胞血红蛋白组成及完成其功能的除珠蛋白外，尚有铁、维生素B12、维生素A、维生素B2、维生素D、叶酸、铜等营养素。不难看出，发挥和维护脑的正常功能需要诸多的营养素。

哪些食物与大脑保健有关

医学营养学研究结果显示：营养是改善脑细胞微环境、增强大脑功能的重要因素之一。关于脑科学的研究表明，在众多因素中，人的饮食营养对智力有重要的影响，特别是胎儿在妊娠晚期到出生后的2～3年内是关键时期。合理摄入足够的各种营养素，对孩子智力发育有启动和持续发展的作用。与脑细胞结构、功能及形成中枢神经网状结构－网络系统关系密切的营养素包括必需氨基酸、必需脂肪酸（与体脂有别的结构脂肪酸）、微量元素、维生素等，这些营养素统统都存在于日常食物中，但并没有哪一种单项成分能使人脑变得聪明起来。中医学对健脑食物也有研究，见下表。

中国医药学认为以下食物有利于脑的保健

突出蛋白质的健脑食物	牛、羊、猪、兔、鸡、鹌鹑、黄豆、豆制品、鱼等
突出脂质的健脑食物	牛、羊、猪、兔、鸭、鹌鹑、鱼、核桃、芝麻、黄花菜、花生、松子、葵花子、南瓜子、西瓜子、杏仁等
突出碳水化合物的健脑食物	小米、玉米、枣、桂圆等
突出维生素B族的健脑食物	鳝鱼、核桃、芝麻、黄花菜等
突出维生素C的健脑食物	猕猴桃、草莓、橙子、菠萝、龙须菜等
突出维生素E的健脑食物	黄豆、花生、芝麻、鸡蛋等
突出矿物质的健脑食物	海带、萝卜叶、黄花菜、干果类等

:: 五香豆腐丝

材料 豆腐干500克。

调料 香油、酱油、盐、大料、花椒、五香粉、葱片、姜片。

做法 1. 豆腐干洗净，每三块叠在一起，用线捆紧；将大料、花椒、五香粉装入一个布口袋中，缝紧口，做成调料袋。

2. 锅中放水、酱油、盐、葱片、姜片和调料袋煮沸成卤汤。

3. 豆腐干放入卤汤中煮至汤汁黏稠，使汁液均匀地渗透到豆腐干内部，捞出豆腐干，晾凉，切丝，淋香油即可。

:: 素什锦炒饭

材料 米饭200克，胡萝卜丁、香菇丁、青椒丁、洋葱丁各50克，鸡蛋1个。

调料 盐、植物油。

做法 1. 胡萝卜丁放入沸水中，焯烫，捞出，沥水；鸡蛋打散，搅拌成蛋液，放入热油锅中，用中火炒至半熟。

2. 锅中留余油烧热，放洋葱丁，炒香，放入香菇丁，煸炒，倒入米饭、青椒丁、胡萝卜丁、鸡蛋，翻炒均匀，放盐调味即可。

【养生堂食谱】

最适合中国人体质的营养膳食指南

摄　　影：秦京　于笑　肖亮
菜肴制作：张磊　陈绪荣
图片提供：海洛创意
　　　　　全景视觉网络科技有限公司
　　　　　华盖创意图像技术有限公司
　　　　　达志影像
　　　　　上海富昱特图像技术有限公司